작은것도 꾸준히

2025. 08.
이시형

완벽하게 보다 그럭저럭에
행복이 있습니다.

2025. 08
윤방부

평생 현역으로
건강하게 사는 법

8090 명의의 100세 시대 건강과 인생 처방전

국민 주치의 정신의학 거장
윤방부 박사 ✕ 이시형 박사

평생 현역으로 건강하게 사는 법

이시형 · 윤방부 지음

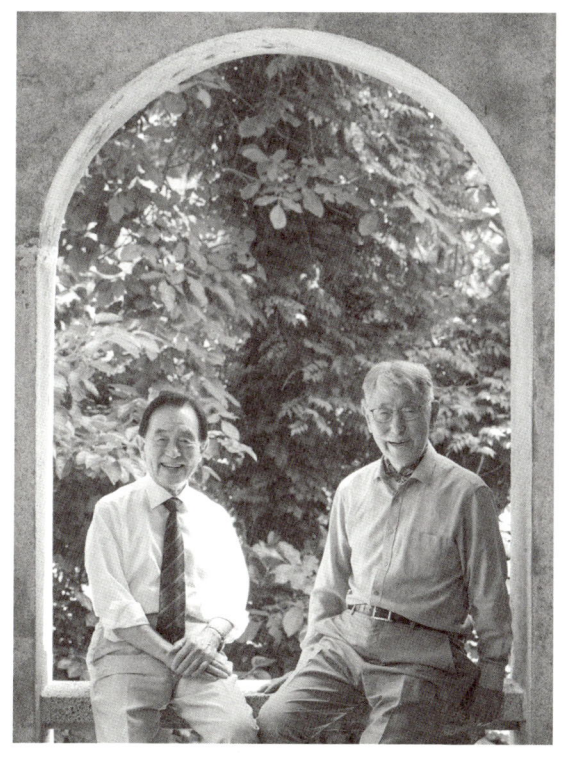

갬

여는 글
인생의 정답은 무엇입니까?

중년에 접어들면 수많은 질문이 고삐를 풉니다. "내가 제대로 살아온 걸까?" "인생의 정답은 무엇일까?" 질문은 더 깊어지고, 본질을 향합니다.

오늘날의 중년은 '호모헌드레드(Homo-hundred)'라 불립니다. 인류 역사상 처음으로 100세 시대를 준비해야 하는 '신인류'. 은퇴 후에도 40~50년을 더 살아야 하는 세대입니다. 삶과 건강, 존재의 의미, 존엄한 노화, 인생 후반기, 노후 자금 등 질문은 고차방정식이고 어느 하나 정답을 찾기가 쉽지 않습니다.

100세 시대의 길을 먼저 걸으며, 경험과 지혜로 삶을 증명해 온 두 분에게 길을 물었습니다. 이시형 박사와 윤방부 박사. 대한민국을 대표하는 정신의학과 신체의학의 거장입니다.

이시형 박사는 『배짱으로 삽시다』라는 책을 통해 대한민국 사람들에게 '마음 건강'을 이야기한 최초의 의사였습니다. 이 책은 200만 부가 팔렸고, 독자들이 병원 앞 도로까지 몰려 경찰이 출동해 줄을 세운 일화는 유명합니다.

윤방부 박사는 국내 가정의학과의 창시자이자, 병원 진료실을 넘어 방송과 신문을 통해 국민 건강을 지켜온 예방의학의 선구자입니다. 가정의학과 설립을 반대하는 의료계의 압박 속에서 극심한 스트레스에 시달리다 심근경색 직전까지 이르렀고, 하마터면 예순을 넘기지 못할 뻔했습니다.

지금 두 분은 각각 92세, 83세 나이에도 변함없이 '평생 현역'의 길을 걷고 있습니다. 여전히 건강을 이야기하고 강연을 하며, 글을 쓰고 사람들을 만나고, 세상을 향해 말을 겁니다. 변함없이 많은 이들에게 길잡이가 되어주고 있습니다.

저희 편집진은 생각했습니다. "두 분을 한 자리에 모셔, 호모헌드레드 시대의 인생과 건강의 길을 물어보면 어떨까." 이렇게 시작된 대담은 세 번의 계절을 지나며 이어졌습니다. 한겨울의 매서운 바람 속에서도, 여름의 숨막히는 더위 속에서도 두 분은 단 한 번도 대담을 소홀히 하지 않았습니다.

처음엔 대담 한 회에 한 시간 반은 무리일까 조심스레 시작했지만, 회차가 거듭할수록 대담은 세 시간 가까이 이어졌고, 두 분은 마치 끝없는 샘물처럼 이야기를 풀어놓았습니다. 그 이야기들은 단순한 지식이나 경험의 나열이 아니라, 살아 있는 지혜였습니다. 그리고 두 분은 당신들의 아픔과 실수마저 숨기지 않고 솔직하게 내보였습니다.

『평생 현역으로 건강하게 사는 법』은 바로 이 대담의 기록입니다. 40대, 50대, 60대… 지금 인생의 정점에 있거나, 정점을 막 지나왔거나, 또는 정점을 향해 달려가고 있는 호모헌드레드에게 전하는 두 분의 선물입니다. "성공한 다음엔 무엇을 해야 할까?" "인생 2라운드는 어떻게 더 빛나게 살 수 있을까?" "건강한 삶의 해답은 무엇일까?" 호모헌드레드라면 삶의 어느 지점에서든 한 번쯤 묻고 또 묻게 되는 질문들입니다. 이시형 박사와 윤방부 박사는 그 질문들에 대한 해답을 명확하게 들려줍니다.

"평생 현역으로 살아라."

이것이 삶을 끝까지 빛나게 하는 유일한 길이라고 두 분은 말합니다. 단순히 직업을 유지하라는 의미는 아닙니다. 자신만의 사명과 열정을 품고 삶의 존엄성을 지키며 살아가라는 뜻입니다. 나이 들어서도 여전히 '하고 싶은 일' '해야 할 일'이 있는 사람만이 건강하고 행복하게 오래 살 수 있다고 강조합니다. 두 분이 들려주는 건강 생활의 지혜는 덤입니다.

호모헌드레드에게 두 분이 전하는 메시지는 분명합니다. "단순히 오래 사는 것이 아니라, 건강하게, 의미 있게, 질적으로 존엄하게 오래 살아야 합니다." 100세 시대의 인생 2라운드는 인생 1라운드의 연장선이 아닙니다. 전혀 다른 삶의 설계가 필요합니다. 다시 세팅하고, 다시 출발해야 합니다. 몸을 관리하는 방법도, 마음을 다스리는 방법도, 관계를 맺는 방식도 새롭게 배워야 합니다. 『평생 현역으로 건강하게 사는 법』은 바로 그 '새로운 삶'을 위한 지도입니다.

  이 책에서 두 분이 들려주는 이야기는 결코 이론이나 조언에 머물지 않습니다. 자신들의 몸과 마음으로 직접 증명해 낸 삶의 기록입니다. 그래서 더 믿음이 가고, 더 깊이 마음을 울립니다. 이 책이 인류 역사상 처음으로 100세 시대를 살아가는 우리 호모헌드레드에게 삶의 힌트가 되어주기를 바랍니다.

김공필(의학저널리스트)

프롤로그

지난날보다
살아갈 날이 더 귀합니다

우리는 지금, 인류 역사상 누구도 경험하지 못한 시대를 살고 있습니다. 불과 수십 년 전까지만 해도 인생은 60세 즈음에서 마무리되는 것으로 여겨졌습니다. 정년퇴직 이후에는 조용히 여생을 보내는 것이 당연한 수순이었고, 70세를 넘기면 '장수'라고 불렸습니다. 하지만 오늘날 우리는 90세를 넘어 100세를 바라보는 세상에 살고 있습니다. 이 시대의 사람들을 '호모헌드레드(Homo-Hundred)'라고 부르는 이유죠. 단순히 오래 사는 인간이 아니라, 새로운 삶의 구조와 의미를 찾아야 하는 새로운 인간형입니다.

100세 시대는 단순한 수명의 연장이 아닙니다. 전혀 다른 삶의 문법을 요구합니다. 은퇴 이후의 삶은 더 이상 '마무리'가 아니라 '새로운 출발점'이 되었습니다. 하지만 문제는 단지 오래 사는 것이 아니라, '어떻게' 오래 살 것인가입니다. 삶을 어떻게 준비하고 설계할 것인지, 건강을 어떻게 지킬 것인지, 의미와 인간관계를 어떻게 회복하고 유지할 것인지에 대한 고민이 필요합니다. 이 책은 바로 그 여정을 함께 걷기 위한 안내서입니다.

올해 저는 92세가 되었습니다. 매일 새벽에 일어나 글을 쓰고, 강연을 준비하며, 연구를 이어갑니다. 누군가는 제게 이렇게 묻습니다. "그 연세에 어떻게 그렇게 활동적일 수 있으세요?" 제 대답은 간단합니다. "아직 해야 할 일이 있기 때문입니다." '할 일'이 있다는 건 단지 바쁘다는 것이 아닙니다. 내가 여전히 세상과 연결되어 있고, 누군가에게 필요한 존재라는 감각, 그리고 살아가는 이유가 있다는 의미입니다. 이것이 바로 '현역성'입니다.

'현역'이라는 말은 직장을 다니고 있느냐의 문제가 아닙니다. 삶을 향한 주도성과 참여감, 배움과 나눔에 대한 의지를 가진 사람이야말로 진정한 현역입니다. 저는 이 현역성이야말로 노화를 늦추는 가장 강력한 해독제라고 생각합니다. 육체적 노화보다 더 무서운 것은 정신적 무기력입니다. 아무 일도 하지 않고, 아무와도 연결되지 않은 채 살아가는 삶은 생각보다 빠르게 생기를 잃게 됩니다.

호모헌드레드로서 우리가 반드시 붙잡아야 할 첫 번째 가치는 '의미'입니다. 삶의 의미가 분명한 사람은 어떤 고통과 시련 속에서도 중심을 잃지 않습니다. 저는 오랫동안 '의미치료'를 강조해 왔습니다. 병의 원인을 찾고 치료법을 제시하는 것도 중요하지만, 그보다 먼저 "왜 살아야 하는가"에 대한 질문이 선행되어야 합니다. 의미를 상실한 삶은 쉽게 병들고 무너집니다. 의미는 거창한 것이 아닙니다. 오늘 하루를 살아낼 이유, 내가 기꺼이 일어날 수 있는 동기, 누군가와 나누고 싶은 진심, 이런 소소한 감정들 속에 삶의 뿌리가 숨겨져 있습니다.

두 번째는 '건강'입니다. 많은 사람들이 건강을 단지 질병의 유무로 판단합니다. 그러나 저는 건강을 '살아 있다는 감각'이라고 말합니다. 밥이 맛있고, 걸을 수 있고, 사람들과 이야기할 수 있으며, 아침에 눈을 떴을 때 오늘 하루가 기대된다면, 그것이 바로 건강입니다. 병이 없다고 건강한 것이 아니라, 삶을 주도적으로 즐길 수 있는 상태가 건강입니다. 저는 이것을 '살맛 나는 상태'라고 표현합니다.

그 중심에 있는 것이 바로 '세로토닌'입니다. 저는 세로토닌을 단순한 신경전달물질로 보지 않습니다. 삶의 균형을 조절하는 행복 호르몬입니다. 규칙적인 생활, 햇볕을 쬐며 걷기, 리듬 운동, 좋은 사람과의 대화, 공동체 활동… 이 모든 것이 세로토닌 분비를 촉진시킵니다. 세로토닌이 잘 분비되면 자율신경계가 안정되고, 면역력도 높아지며, 정서도 맑아집니다. 병원에 의존하는 건강이 아니라, 삶 속에서 키우는 자가 치유의 건강이야말로 100세 시대에 반드시 필요한 자산입니다.

세 번째는 '배움'입니다. 사람은 배우기를 멈추는 순간 늙기 시작합니다. 나이가 들어도 배우는 사람은 젊고, 젊어도 배우지 않는 사람은 이미 늙은 것입니다. 저는 지금도 후배들과 학술 교류를 하고, 최신 연구 동향을 살펴보며 끊임없이 공부합니다. 배우는 것은 지식의 문제가 아니라, 정신의 태도입니다. 낯선 것을 두려워하지 않고, 새로운 생각을 환영하는 태도는 두뇌를 활성화하고, 삶에 활력을 불어넣습니다.

네 번째는 '관계'입니다. 나이가 들수록 사람과의 관계는 단순한 교류가 아니라 생존의 문제입니다. 외로움은 담배보다 위험하다는 연구 결과가 있습니다. 함께 걷고, 식사하고, 대화하는 시간은 세로토닌을 높이고, 마음의 온도를 따뜻하게 유지해 줍니다. 저는 청소년뿐 아니라 노년층에도 공동체의 힘을 강조해 왔습니다. 우리가 서로를 필요로 하고, 서로를 지지할 수 있는 구조를 만드는 일은 곧 건강을 지키는 일이기도 합니다.

나이가 들수록 우리는 과거를 회상하게 됩니다. 그 속에는 성취도 있지만, 아쉬움도 남습니다. 저는 그것이 자연스러운 일이라 생각합니다. 그러나 더 중요한 것은, 지금 이 순간의 내가 과거의 나를 어떻게 이해하고, 앞으로의 나를 어떻게 새롭게 창조하느냐입니다. 우리는 인생의 어느 시점에서든 삶을 다시 쓰는 작가가 될 수 있습니다. 과거가 우리를 규정하지 않습니다. 선택과 태도는 언제나 현재에 있고, 변화는 지금 이 자리에서부터 가능합니다.

저는 호모헌드레드에게 이렇게 말하고 싶습니다. 당신이 살아온 날보다 앞으로 살아갈 날이 더 귀합니다. 과거는 교훈으로 삼되, 앞으로의 날들을 더 단단하고 빛나게 만드는 데 집중하십시오. "지금부터라도 나는 새롭게 살겠다"라는 결심이 있는 사람에게 나이는 결코 장애물이 되지 않습니다.

또한 저는 '존엄한 노화'라는 표현을 자주 씁니다. 이는 병들지 않는 노화를 뜻하지 않습니다. 누구나 몸이 불편해질 수 있고, 예전 같지 않다고 느낄 수 있습니다. 그러나 중요한 것은 그런 상황 속에서도 스스로를 존중하고, 삶을 조율해 나가는 능력입니다. 존엄은 의지를 잃지 않는 데서 옵니다. "나는 여전히 가치 있는 존재다." 이 감각이야말로 중년 이후를 풍요롭게 만드는 핵심입니다.

호모헌드레드는 단지 개인의 이야기가 아닙니다. 사회 전체의 문제이기도 합니다. 우리 모두는 서로의 거울입니다. 내가 건강하게 나이 들면, 그것은 주변 사람에게 희망이 됩니다. 내가 관계를 맺고, 배움을 지속하고, 삶에 기여하려는 자세를 지니면, 그것은 공동체 전체를 변화시키는 기폭제가 됩니다. 100세 시대는 개인의 전략이 아니라, 모두의 연대 속에서 완성되는 공동 프로젝트입니다.

예를 들어, 저는 지금도 하루 일과를 종이에 손으로 씁니다. 스마트폰을 능숙하게 다루지 못해서가 아니라, 손 글씨로 하루를 정리하고 계획할 때 오히려 마음이 가라앉고 집중이 된다는 걸 알기 때문입니다. 간단한 산책도 빠뜨리지 않습니다. 매일 30분만 걷더라도, 그 속에서 계절의 변화를 느끼고, 살아 있음을 실감합니다. 이처럼 누구나 지금 당장 실천할 수 있는 작고 단순한 습관이야말로 삶을 건강하게, 단단하게 만드는 자산입니다.

제가 가장 아끼는 구절이 있습니다. "사는 것이 사는 것이 아닐 때가 있다. 그러나 그럼에도 불구하고 살아가는 것은 의미가 있다." 이 문장은 제가 힘들었던 시절을 이겨내는 데 큰 힘이 되어주었습니다. 살아간다는 것은 단지 숨을 쉬는 것이 아니라, 그 호흡 속에서 이유와 가치를 찾는 일입니다. 우리 모두는 그런 의미를 다시 발견할 수 있는 능력을 갖추고 있습니다. 때로는 잊고 살아갈 뿐이지요.

오늘 이 책을 펼치고 있는 여러분에게 저는 간절히 전하고 싶습니다. 더디더라도 좋습니다. 방향을 잡고, 한 걸음씩 나아가십시오. 의미 있는 삶을 향한 걸음은 결코 헛되지 않습니다. 누구도 당신의 속도를 재촉하지 않습니다. 중요한 것은 방향입니다. 저는 그 길 위에서 여러분과 함께 걷겠습니다. 삶은 여전히 당신 편입니다. 내가 평소 존경하는 윤방부 박사님과 대담을 하고 대담집을 펴내게 되어 참으로 영광입니다.

이시형 박사

차례

여는글   인생의 정답은 무엇입니까?   4
프롤로그   지난날보다 살아갈 날이 더 귀합니다   8

1장 우리는 몰랐다, 이렇게 오래 살 줄은
: 뜻밖의 장수 시대, 평생 현역의 비밀

멋은 사치가 아니라 태도가 된다   21
'풀파워'로 살다 죽는 게 질적 장수   25
이렇게 오래 살 줄 알았더라면   28
작은 목표가 하루를 이끄는 힘이다   35
그럭저럭 자연스럽게 살아라   40

2장 행복한 인생 2라운드의 비밀
: 나이 들수록 더 잘 사는 사람들의 공통점

고교 '짱'들이 빨리 죽는 이유   51
협심증과 디스크가 만들어준 기적   55
불편함도 삶의 일부로 받아들이면   63
인생은 놀이터, 하루하루를 즐긴다   65

3장 평생 현역은 늙지 않는다
: 호모헌드레드의 삶과 건강을 지키는 일의 힘

일하고 도전하는 것이 인간의 본성	71
총기회사 회장님이 청소부가 된 이유	74
달라이 라마 내실에서 만난 에로틱 조각상	83
일은 뇌를 살리는 명약이다	91

4장 호모헌드레드의 '건강 재건축'
: 지금까지의 건강 기준은 더 이상 맞지 않다

그레이 신드롬이 온다	97
큰 병은 작은 병에서 시작된다	101
건강의 기초를 다시 세워야	105
중년에 알맞은 혈압·당뇨·비만 기준은?	110

5장 건강에 대한 태도와 질문을 바꿔라
: 내 삶은 건강과 조화를 이루고 있나요?

지식의 의사와 지혜의 의사	119
아직도 왕도를 찾으십니까?	123
밤 12시에 자갈을 들고 뛴 사연	133
주차는 멀리! 계단아, 반갑다!	140
습관을 함께 할 도반이 있다면	145

6장 평생 현역을 지키는 3가지 힘, 뇌력·체력·면역력
: 30년 젊게 사는 뇌와 신체, 면역의 재구성

80대의 5%는 40대 뇌 기능을 유지한다	151
일본에서 짧은 시 '하이쿠'가 유행하는 이유	158
하루 10분, 명상과 기도의 힘	163
사운드 바디, 사운드 마인드	171
당신의 면역 나이는 몇 살입니까?	177

7장 거장들의 저속노화 건강법
: 매일이 '약 없이 건강하게 사는 훈련'

하루 12시간 동안 배를 비운다	187
지속 가능한 운동의 적정선	195
스트레스는 '인생의 양념'	201
잠 못 자서 죽은 사람은 없다	206

8장 치매·암과 함께 살아가는 법
: 기본으로 돌아가면 중증 질환도 길이 보인다

치매와 암도 관리하는 시대	213
안 좋다는 걸 다 피하면서 살 수 없다	219
살찌는 게 좋다 vs 빼는 게 좋다	225
영양제 꼭 필요하다 vs 필요하지 않다	230
하루 1만 보 걸어라 vs 그럴 필요 없다	234

9장 평생 도전하고 배우고 성장하라
: 성장하려는 사람에게 삶의 방향이 생긴다

양적 성장에서 질적 성장으로	243
지금이니까 할 수 있다는 마음	249
나이 들어 하는 공부가 진짜다	255
회갑 된 딸에게 처음 쓴 편지	262
목적이 있는 사람은 하루하루가 다르다	266

10장 좋은 삶은 '좋은 죽음'으로 완성된다
: 웰다잉은 좋은 삶이 주는 마지막 선물

죽음은 인생을 비추는 거울	277
건강할 때 죽음을 준비하라	286
안락사하러 스위스 가겠다던 외과의사	295
어떤 마지막 순간을 꿈꾸는가	301

에필로그 인생도 건강도, 그럭저럭이 정답입니다   306

1장

우리는 몰랐다,
이렇게 오래 살 줄은

뜻밖의 장수 시대, 평생 현역의 비결

은퇴는 예정보다 앞서 오고, 기대수명은 훌쩍 길어졌습니다. 문제는 아무도 그 긴 시간을 어떻게 살아야 하는지 가르쳐주지 않는다는 겁니다. 이 장에서 윤방부·이시형 박사는 말합니다. "우리는 정말 몰랐어요. 이렇게 오래 살 줄은."

장수는 축복일 수 있지만, 준비되지 않은 장수는 누군가에겐 버거운 생존이 됩니다. 경제적 기반이 없고 사회적 연결이 끊기며, 일상에서 존재 이유를 잃어갈 때 사람은 쉽게 외롭고 무력해집니다. 같은 나이인데도 어떤 이는 당당히 현역으로 살아가고, 어떤 이는 조용히 삶을 접어가듯 살아갑니다. 이 차이는 어디에서 비롯될까요?

윤방부·이시형 박사는 단언합니다. "나이가 아니라 태도가 문제입니다." 나이 듦을 당연한 쇠퇴로 받아들이는 순간, 삶은 천천히 무너집니다. 하지만 일하고, 배우고, 웃고, 관계를 맺으려는 이들의 성장판은 다시 움직입니다. 이 장은 그 살아 있는 '평생 성장'의 증거들을 따라갑니다. 멋지게 차려입은 두 거장의 풍모가 그 증거를 살짝 스포일러 해주는 듯했습니다.

멋은 사치가 아니라 태도가 된다

● 옷차림이 아주 멋지십니다. 평소에도 이렇게 잘 차려입으세요? 나이 들수록 옷차림에 무심해지곤 하는데요. 두 분이 멋을 유지하시는 비결이 궁금합니다.

이시형　옷을 잘 입으려고 노력해요. 사람은요, 멋이 좀 있어야 합니다. 사회적인 존재니까요. 예전에는 여자들이 화장하는 걸 조금 부정적으로 봤는데, 요즘은 생각이 바뀌었어요. 화장을 하면 확실히 더 예뻐 보이고, 그게 활력으로도 이어지더라고요. 남자도 마찬가지예요. 기왕이면 조금 멋있어 보이는 게 좋습니다.

윤방부　저는 기자들이 뽑은 '베스트 드레서상'을 받은 적이 있어요. 그걸 공식 경력에 꼭 적어요.(웃음) 나이를 먹을수록 '멋'은 사치가 아니라 태도가 되거든요. 제자들에게도 "연예인처럼 살라"고 입버릇처럼 말합니다. 의사는 환자의 거울이잖아요. 어떤 모습으로 환자를 만나느냐에 따라 환자의 마음마저 달라집니다. 멋을 좀 낸 옷차림은 나 자신을 위한 즐거움인 동시에, 상대에 대한 예의이자 배려라고 생각해요.

<u>이시형</u> 그래요. 사람과 사람 사이에는 설렘이 있어야 관계가 깊어집니다. 사제지간이든, 환자와 의사든, 친구 사이든 말이에요. 그런 감정이 없다면 굳이 왜 만나겠어요? 그래서 저도 옷을 신경 쓰고, 조금은 섹시하고 매력적인 사람, '멋이 있는 사람'이 되려고 해요. 그게 삶에 큰 활력을 줍니다.

<u>윤방부</u> 옷도 중요하지만, 표정도 그 사람의 품격을 말해준다고 생각해요. 잘 웃고 밝은 얼굴을 가진 사람은 그 자체로 멋있는 겁니다.

● **요즘 유튜브 등에서 두 분의 일상이 공개되곤 하는데요. 정말 바쁘게 지내시더라고요. 매일 반복되는 루틴 안에 두 분만의 건강과 활력 비법이 숨어있을 것 같습니다. 하루 일과를 어떻게 보내는지 자세히 들려**

주시겠어요?

윤방부 저는 매일 아침 4시 30분에 일어나 가벼운 스트레칭을 하고 식사를 합니다. 아침은 가볍게 먹어요. 20~30년 동안 메뉴가 거의 같아요. 브로콜리 조금, 셀러리 한두 개, 피망 반쪽, 토마토 한 개, 사과 두 쪽, 보라색 채소와 옥수수 알갱이 조금, 누룽지, 그리고 삶은 계란을 한 접시에 담아 맛있게 먹습니다.

이시형 많이 드시네요.(웃음) 저도 아침 5시에 기상해요. 운동을 열심히 하진 않지만 아침은 분주합니다. 30분간 맨손체조, 제자리 걷기, 스트레칭, 팔굽혀펴기, 가벼운 스쿼트를 합니다. 아침에 움직이는 것이 하루 컨디션을 좌우하기 때문이에요. 그리곤 10분 명상으로 하루를 고요히 시작합니다.

윤방부 아침엔 스트레칭만 하고 오후 4~5시쯤 피트니스 클럽에 가서 3시간 동안 운동을 해요. 스트레칭, 유산소운동, 근육운동을 2시간 정도 하고 목욕과 휴식을 1시간 합니다. 유산소운동은 트레드밀에서 5~6km를 걷거나 뛰어요. 전에는 7km였는데 조금 줄였어요. 근육운동은 양손에 8kg 아령을 들고 200번씩 3세트 하고, 체스트 프레스머신은 25.5kg으로 40회씩 4세트, 숄더 프레스머신은 15.5kg으로 40회씩

4세트 합니다.

이시형 젊은 사람처럼 운동하시네요. 왜 많이 드시는지 이제 알겠어요.(웃음)

윤방부 저는 많이 먹고 많이 운동하자는 주의예요. 매일 고기를 꼭 먹는데, 사흘에 한 번은 스테이크를 먹습니다. 햄버거와 콜라도 좋아해요.

이시형 그렇게 매일 운동하면 스트레스받지 않으세요?

윤방부 싫을 때도 있지만 그럴 땐 조금 줄입니다. 근력운동을 하다 보면 오히려 중량이 자꾸 올라가서 자제해요. 나이 들수록 근육도 좀 있고 배도 안 나와야 한다는 게 제 원칙입니다. 아직은 벗으면 몸이 괜찮아요.(웃음)

이시형 저는 따로 시간을 내서 운동하진 않아요. 지루한 운동을 싫어하고, 40년간 디스크 때문에 애를 먹고 있거든요. 대신 일상에서 많이 걷습니다. 요즘도 지하철을 자주 타는데 절대 자리에 앉지 않고 서서 가요. 목적지가 가까워지면 한 정거장 먼저 내려 걸어갑니다.

'풀파워'로 살다 죽는 게 질적 장수

● **두 분은 여전히 현역처럼 왕성하게 활동하고 계십니다. 요즘은 주로 어떤 일에 열정을 쏟고 있으신가요?**

이시형 '은퇴'라는 말은 내 사전에 없어요. 지금도 매일 글을 쓰고 연구하고 많은 사람들을 만납니다. 2011년에 세운 세로토닌문화는 지금도 활발히 운영되고 있어요. 청소년의 정서를 돌보는 '세로토닌 드럼클럽'은 예술, 뇌과학, 상담을 융합한 독특한 정신건강 실천 운동으로 성장했습니다. 뉴로세로토닌연구원에서는 오석중 박사와 함께 저속노화, 수면, 정서 안정에 도움을 주는 세로토닌 기반의 건강 기술을 개발 중이에요. 단순한 건강식품을 넘어 과학적으로 검증된 '행복 호르몬 운동'을 세계적으로 확산하는 게 목표입니다.

최근에는 『아버지, 100년 인생 어떻게 살아야 하나요』라는 책을 펴내기도 했어요. 코리아요가얼라이언스와는 요가와 세로토닌의 관계를 연구해 책으로 엮고 있습니다. 한국의미치료학회 회장으로 활동하며 빅터 프랭클의 '의미 치료'를 한국 실정에 맞게 정립하고 있고요. 미래학당 총장으로서 여러 전문가와 함께 강연과 토론을 이어가며 미래 사회를 위한 인문학 교육을 실천하고 있습니다. 국내외 석학들과 협력해 동서 통합의료 설립에도 지혜를 모으고 있어요.

<u>윤방부</u> 저는 천안아산 충무병원 재단회장을 7년째 맡고 있어요. 파트타임이 아니라 주 5일 풀타임이에요. 매일 서울역에서 KTX를 타고 출근합니다. 아침 6시 57분 열차를 타고 40분 정도 이동해 8시 전엔 병원에 도착하죠. 입원 환자를 먼저 보고, 전국에서 저를 찾아오는 환자들을 하루 10~20명씩 봅니다. 오랫동안 환자들과 이야기하며 진료해요.
은퇴 후에도 꾸준히 학술 논문을 발표했고, 글로벌메디컬 연구센터의 임상 연구 자문으로도 활동하고 있습니다. LA 라디오 코리아 방송은 20년째 고정으로 진행하고 있고, 매주 화요일 SBS 대전(TJB)의 생방송 프로그램인 '윤방부의 건강 톡톡'에도 7년째 출연하고 있어요.

<u>이시형</u> 윤 박사 같은 분이 건강한데도 집에만 계시면 그건

범죄 행위예요. 책에서도 찾아볼 수 없는 지혜가 가득한 분이잖아요. 저는 70세에 성균관대 강북삼성병원 교수 퇴임식조차 안 갔습니다. 나는 아직 현역인데 나이가 많다는 이유로 쫓겨나는 모습을 동료와 학생들에게 보여주기 싫었거든요. 그 이후로도 저는 늘 현역이라는 마음으로 삽니다. 지하철 요금도 일부러 내고 다녀요. 나는 현역이니까 나라에 신세를 지지 않겠다는 저만의 신념입니다.

윤방부 이런 마음이 노년을 활기차게 만드는 원동력이지요. 장수 시대라고 하지만 양적 장수와 질적 장수가 있습니다. 80세여도 40세 같은 사람이 있고, 40세인데 80세 같은 사람도 있잖아요. 죽는 날까지 하루하루 내가 할 수 있는 것을 최대한으로 하며 사는 것이 질적 장수라고 생각합니다.

이시형 저는 요즘도 강연할 때는 가슴이 터질 듯 열정적으로 합니다. 숨을 쉬지 못할 정도로 열변을 토해요. 낯선 장소에서 강연하고 집으로 돌아오는 차 안에 앉아 있으면 한마디도 하기 싫을 만큼 피곤한데요. 이렇게 딱 죽어버리면 좋겠다는 생각을 하곤 해요. 그만큼 행복한 거죠. 윤 박사님 말씀처럼 질적 장수란 풀파워(full power), 즉 자기 힘을 다해 전심전력으로 사는 것이라고 생각합니다. 그야말로 얼마나 건강하고 멋진 인생인가요.

이렇게 오래 살 줄 알았더라면

● **80~90대 어르신들은 예상치 못한 장수 시대를 충분한 준비 없이 맞이한 경우가 많습니다. 두 분은 직접 만나는 어르신들을 통해 어떤 고민을 주로 접하는지요? 실제로 어떤 어려움을 겪고 있습니까?**

이시형 우리 세대는요, 무엇보다 경제적인 준비가 부족했어요. 노년기를 위한 저축을 충분히 하지 못한 거죠. 젊었을 땐 60세나 70세쯤이면 인생을 마무리할 나이라고 생각했기 때문에 장기적 경제 계획을 세우지 않았습니다. 그런데 막상 은퇴 후에도 20~30년을 더 살아야 하잖아요. 고정 수입은 없고 턱없이 적은 연금에만 의존하는 경우가 많아요. 여기에 의료비나 예상치 못한 지출이 계속 늘어나니 더 힘겨워하는 겁니다.

윤방부 맞습니다. 우리 세대는 70세만 돼도 오래 산다고 했잖아요. 지금은 90세, 100세도 드물지 않으니까요. 의료 기술은 발전했고 예전보다 먹고사는 환경도 좋아져서 수명이 늘었어요. 문제는 우리가 이렇게 오래 살 거라고는 예상하지 못했다는 겁니다. 그저 하루하루 살아가는 데 집중했지, 오래 사는 데 필요한 준비를 못 한 분들이 많아요.

이시형 사회적 고립도 큰 어려움입니다. 나이 들면 가까운 사람들을 하나둘씩 떠나보내게 되잖아요. 친구, 배우자, 심지어 자녀와도 뜻하지 않게 이별하는 일이 생깁니다. 예전엔 자식이 곁에 있는 게 당연했어요. 지금 80~90대는 혼자 지내는 경우가 많아요. 그래서 외로움이나 우울감을 겪는 분들도 많습니다.

윤방부 혼자 있는 시간, 그게 생각보다 훨씬 힘들죠. 그 외로움을 누군가에게 털어놓기도 어렵고요. 그래서 노년에 대한 태도를 바꿔야 합니다. 제가 미국에서 유학할 때 느낀 게 있어요. 미국 노인들은 장수 시대를 받아들이는 태도가 우리와 다르더라고요. 빨리 은퇴해서 제2의 인생을 준비하려고 합니다. 직접 집을 짓거나 여행 계획을 세우면서 새로운 삶

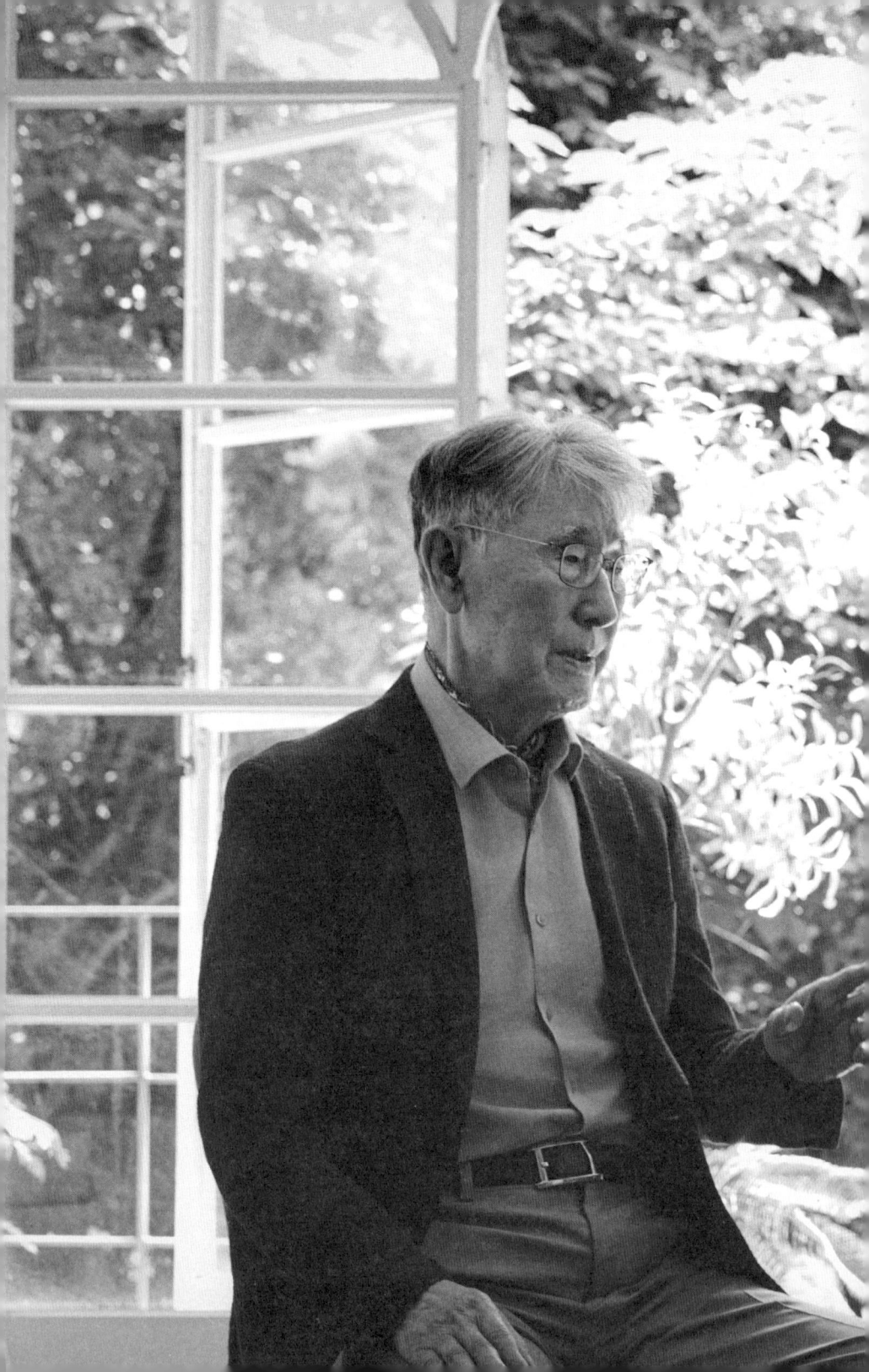

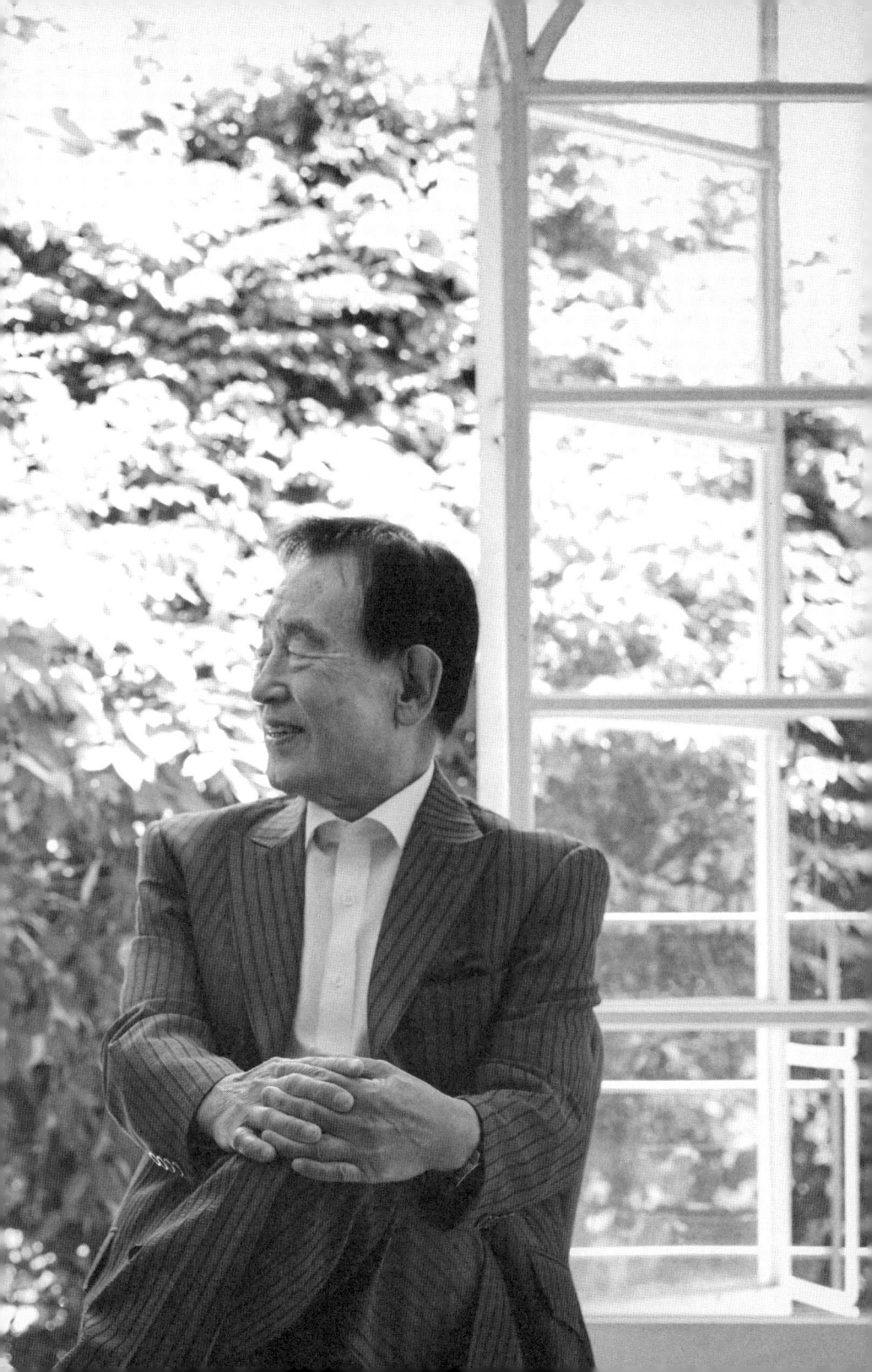

을 계획하죠. 노년에 대한 준비를 미리 하는 겁니다.

이시형 그래요. '어떻게 살 것인가'에 대한 준비 없이 나이만 먹어버린 게 우리 세대의 가장 큰 문제입니다. 지금의 80~90대는 현역 시절에도 안정적인 직장을 다닌 사람이 많지 않아요. 그러니 퇴직연금이나 국민연금도 충분하지 않죠. 어떤 친구는 한 달에 한 번 점심 모임에 나올 때 며느리에게 용돈 1만 원을 받아서 옵니다. 지하철은 무료지만 친구들 만나 점심 한 끼 사 먹을 여유도 없어 모임에 못 나오는 친구들도 있어요. 오래 사는 것보다 중요한 건 건강하고 존엄하게 사는 겁니다. 지금 80~90대는 그 준비가 부족했어요.

● **만약 장수 시대가 올 것을 미리 알았다면 젊은 시절에 어떤 것을 더 충실히 준비했을까요? 지금 돌이켜 보면 아쉽거나 후회되는 면이 있습니까?**

윤방부 저는 사실 철저히 준비하면서 살진 않았습니다. 그저 열심히 살았고 욕심도 많았죠. 그런데 지금 생각하면 취미를 좀 더 다양하게 가져봤으면 좋았을 것 같아요. 운동은 늘 좋아해서 꾸준히 해왔지만, 음악이나 미술 같은 문화적 취미는 시도조차 못 했거든요.

악기를 제대로 다뤄보지 않은 것도 후회되더라고요. 옛날에는 피아노나 바이올린 같은 악기는 부자들이나 배우는 거로 생각했어요. 그런데 지금 생각해 보면 기타 같은 걸 가볍게 배워봤어도 좋았겠다 싶어요. 아내가 미술을 해서인지 미술사를 공부하고 싶다는 생각도 했는데, 끝내 실행에 옮기지 못했어요.

다른 분야에 대한 글쓰기도 더 많이 해볼 걸 그랬습니다. 건강이나 의료뿐만 아니라 시사나 정치 같은 분야에서도 제 생각을 더 폭넓게 나눠보고 싶었거든요.

이시형 저는 배움에 더 적극적으로 나섰을 겁니다. 그때도 공부가 중요하다는 건 알았지만, 정작 새로운 기술이나 학문에는 쉽게 도전하지 못했거든요. 지금처럼 세상이 빠르게 변화하는 시대에는 배움을 멈추면 금방 뒤처지잖아요. 장수 시대는 단순히 오래 사는 것이 아니라, 끊임없이 배우고 성장해야 하는 시대라고 생각합니다.

윤방부 의사 말고도 다른 분야의 친구들을 더 많이 사귀어둘 걸 하는 생각도 들어요. 현역 교수 시절에도 학생들에게 늘 강조하곤 했어요. "의사 친구만 사귀지 말고 문과 친구들과도 인생을 나눠야 한다"라고요. 그런데 정작 저는 너무 바쁘다는 이유로 그걸 실천하지 못했죠. 친구라는 건 내가 먼저 다가가야 생기는 건데, 찾아오는 사람만 상대하며 지낸 것에 대한 아쉬움이 큽니다.

이시형 정말 그렇습니다. 저도 젊었을 땐 비슷한 또래, 비슷한 배경을 가진 사람들과 주로 어울렸어요. 다양한 세대, 다양한 직업의 사람들을 일찍부터 만나고 함께 어울렸다면 훨씬 풍요로운 인간관계를 누릴 수 있었을 텐데요. 나이가 들수록 이런 관계들이 얼마나 소중한지 절실히 느낍니다.

그래서 젊어서부터 '노년의 삶'을 미리 상상해 볼 필요가 있어요. 단순히 은퇴 이후를 대비하는 것이 아니라, 어떤 일과 취미, 활동으로 노년을 살아갈지 구체적으로 그려보고 준비하는 것이죠. 그러면 노년의 삶이 훨씬 더 풍요롭고 의미 있게 됩니다.

작은 목표가 하루를 이끄는 힘이다

●● **우리 주변을 보면 같은 80~90대라도 행복지수에는 큰 차이가 있는 것 같습니다. '행복한 노년'과 '행복하지 않은 노년'을 가르는 결정적 차이가 무엇이라고 보시는지요?**

이시형 노년기에는 무엇보다 삶의 목적과 의미를 찾는 것이 중요해요. 나이가 들면 직장인, 부모 같은 역할이 하나둘 사라지면서 공허함이나 무기력을 느끼기 쉽습니다. 이때 스스로 새로운 목적을 만들어내는 것이 행복을 결정짓는 열쇠입니다. 거창할 필요는 없어요. 손주를 돌보는 일도, 마을 공동체 활동에 참여하는 것도 좋아요. 매일 아침 산책하러 나가는 것만으로도 훌륭한 목적이 됩니다. 이런 작은 목표들이 하루를 이끄는 힘이 되고 매일 아침 눈을 뜨는 이유가 됩니다.

윤방부 저는 누구에게나 적용되는 '행복한 노년의 기준'은 없다고 생각해요. 행복은 누가 만들어주는 게 아니라 스스로 느끼는 것이니까요. 어떤 친구는 가진 게 별로 없는데도 "나는 충분히 행복하다"고 말합니다. 반면에 많은 걸 가졌지만 늘 "외롭고 공허하다"고 불평하는 친구도 있어요. 행복이라는 감정은 결국 그 사람의 생각과 철학에서 나오는 것 같습니다.

이시형 윤 박사님이 말씀하신 '철학'이 바로 핵심입니다. 철학이라고 해서 소크라테스 같은 거창한 걸 말하는 게 아니에요. 정말 중요한 건 "나는 왜 사는가, 무엇을 위해 이 삶을 살고 있는가"라는 질문을 스스로에게 던져보는 겁니다. 내가 세상에 어떤 흔적을 남기고 떠날지에 대한 답을 가진 사람은 삶에 대한 자부심과 보람, 행복을 느낄 수 있어요.

윤방부 제 주변 친구들을 봐도 그렇습니다. 다들 서울고등학교를 나왔으니까 한때 최고의 수재들이었고 잘 살았습니다. 그런데 은퇴하고 나서 삶이 굉장히 달라졌어요. 생각과 철학을 가진 사람이냐 아니냐에 따라 차이가 있더라고요.

> 요즘도 강연할 때는 가슴이 터질 듯 열정적으로
> 합니다. 숨을 쉬지 못할 정도로 열변을 토해요.
> 낯선 장소에서 강연하고 집으로 돌아오는
> 차 안에 앉아 있으면 한마디도 하기 싫을 만큼
> 피곤한데요. 이렇게 딱 죽어버리면 좋겠다는
> 생각을 하곤 해요. 그만큼 행복한 거죠.
> 윤 박사님 말씀처럼 질적 장수란 풀파워(full power),
> 즉 자기 힘을 다해 전심전력으로 사는 것이라고
> 생각합니다. 그야말로 얼마나 건강하고
> 멋진 인생인가요.

"크게 가진 건 없지만 그럭저럭 사는 게 행복하다"라는 생각을 가질 필요가 있습니다. 행복한 노년을 사는 사람은 지금 자기 삶을 받아들이고 감사하는 사람이에요. 가진 게 적어도 가족과 친구가 옆에 있고, "이 정도면 괜찮다"라고 느끼는 사람은 충분히 행복합니다.

이시형 제가 80세가 되던 해에 어떤 분이 농담처럼 물으셨어요. "공자는 70세에 죽었는데 당신은 80세까지 살았으니, 새로운 덕목 하나는 내놔야 하지 않겠소?" 그래서 제가 즉석에서 '사은(謝恩)', 즉 은혜에 감사하는 삶이라고 대답했어요. 감사하고, 베풀고, 의미를 찾아가며 사는 삶. 그것이 진짜 행복한 노년의 비결이라고 생각합니다.

윤방부 그 말씀을 들으니까 저도 옛날 일이 떠오릅니다. 젊었을 때 서울 연희동 판자촌에서 의사로 일한 적이 있어요. 물도 없고 불도 없이 나무 상자로 만든 집들이 쭉 늘어선 곳이었죠. 어느 날 한 아들이 칠순 어머니를 모시고 와서 "영양주사를 꼭 놔달라"고 부탁하는 거예요. 겉보기엔 정말 볼품없는 아들이었는데, 그 아들을 바라보는 어머니의 표정이 정말 행복 그 자체였어요. 영양주사가 별 건 아니지만, 정성으로 모시는 자식을 곁에 두고 있다는 게 어머니에게는 최고의 행복이었던 거죠. 그때 크게 느꼈어요. "노년의 행복은 결국 가족에게 달려 있다." 가진 것 없이 자식 하나만 잘 있어도 그 인생은 참 복된 겁니다.

이시형 새로운 도전을 통해 삶의 의미를 찾는 것도 중요합니다. 나이가 들수록 배움과 도전에 대한 열정을 잃어버리기 쉬운데요. 오히려 은퇴 후가 그동안 하지 못했던 것들을 해볼 수 있는 좋은 시기입니다. 영화 '버킷리스트'를 보면 부자 노인과 가난한 노인이 병실에서 만나 의기투합하죠. "우리 이렇게 빌빌거리다 죽지 말고 하고 싶은 거 한번 해보고 죽자"라며 고공비행도 하고 머슬카(1960~70년대에 유행했던 고성능 스포츠카)도 타면서 모험을 즐기잖아요. 나이가 들었다고 해서 모험을 멈출 이유가 없어요. 모험은 인생에 활력을 주고 노년을 훨씬 더 행복하게 만들어줍니다. 모험이야말로 노년에 해야 하는 것입니다.

그럭저럭 자연스럽게 살아라

● **나이가 들면 노화로 인해 신체 기능과 정신 기능이 쇠퇴한다고들 하는데, 새로운 도전을 하는 것이 정말 가능한가요?**

윤방부 저는 '노화는 곧 쇠퇴다'라는 생각에는 동의하지 않아요. 노화는 멈춤이나 후퇴가 아니라 아주 천천히 자라는 것이라는 게 더 맞는 해석입니다. 나이가 들면 젊었을 때처럼 빠르게 성장하진 않지만, 속도가 느릴 뿐 멈추는 건 아니에요. 고목나무도 매년 꽃을 피우면서 자라잖아요. 겉으로는 늙은 나무지만 그 안에서 생명은 계속 성장하고 있습니다.

이시형 저도 노화를 단순히 쇠퇴로만 보는 건 오해라고 생각해요. 노화는 신체적 변화일 뿐이에요. 물론 회복이 좀 더 더디고, 체력도 예전 같지 않을 수 있죠. 하지만 노화는 오히려 성숙해지고 깊어지는 과정이기도 합니다. 지혜, 감정, 통찰력은 나이가 들수록 더 풍부해지니까요.

윤방부 사람들은 청력이나 시력이 떨어지고 근육량이 줄어드는 걸 쇠퇴라고 하는데, 어떤 면에서는 몸이 나이에 맞게 적응하는 과정이라고도 볼 수 있어요. 나이가 들어서도 몸이 지나치게 건장하면 오히려 유지하기가 더 어렵잖아요. 나이에 맞게 최적화된 몸으로 변해가는 거라고 봅니다.

이시형 건강한 노화란 결국 몸과 마음의 균형을 잘 유지하는 거예요. 단순히 병이 없는 게 아니라, 정신적으로도 안정되고 삶의 태도와 목적이 분명한 상태를 말하죠. 적절한 운동, 균형 잡힌 식사, 좋은 수면도 중요하지만, 긍정적인 태도와 배움의 자세가 훨씬 더 중요하다고 생각해요. 나이가 들수록 배우는 능력이 떨어진다고 생각하는데, 오히려 더 깊이 있는 배움과 통찰이 가능합니다.

윤방부 나이가 들수록 고집이 세지고 자기주장이 강해지는 것은 문제예요. 주변 사람들이 힘들어지죠. 그래서 저는 요즘 말을 아끼려고 진짜 노력합니다. 젊었을 땐 하고 싶은 말을 다 했지만, 지금은 화를 참는 연습, 말을 줄이는 습관이 필요하다고 느껴요. 모임에서도 가능하면 축사를 맡지 않으려고 합니다. 괜히 말이 길어질까 봐서요.(웃음)

이시형　맞습니다. 노화는 마음가짐의 문제이기도 해요. "나는 늙었다"라고 생각하는 순간부터 쇠퇴가 시작됩니다. 나이에 대한 부정적인 인식이 면역력과 신체 기능을 떨어뜨린다는 연구 결과도 있어요. 반대로 노화를 긍정적으로 받아들이는 사람은 더 건강하고 활기차게 살아갑니다. 긍정적인 마음가짐은 중년 이후 건강을 지키는 가장 강력한 비결이에요.

● 　두 분의 말씀을 듣고 보니 노화에 대한 시선을 새롭게 가져야겠다는 생각이 듭니다. 나이 든다는 것이 또 다른 성장과 성숙의 시간일 수도 있겠어요. 실제로 '노화는 쇠퇴가 아니다'라는 걸 몸소 보여준 대표적 인물이 있을까요?

윤방부　저는 헨리 워즈워스 롱펠로(Henry Wadsworth Longfellow)라는 미국 시인이 떠오릅니다. 그는 정원의 고목나무를 가리키며 제자들에게 말했어요. "저 고목나무에도 해마다 새싹이 돋고 꽃이 피니 고목도 자라는 것이다." 젊은이는 빠르게 자라지만 나이 든 사람도 천천히, 그러나 멈추지 않고 성장한다는 그의 말이 늘 가슴에 남아 있습니다. 노화는 멈춤이 아니라 다른 방식의 성장이라는 의미죠.

이시형 저는 피카소를 떠올려 봅니다. 그는 90세가 넘어서도 붓을 놓지 않고 새로운 화풍을 시도했어요. 나이가 들수록 창의력과 통찰력이 깊어진다는 것을 몸소 보여준 사례입니다. 예술이나 연구처럼 삶의 경험이 쌓이는 분야에선 나이가 오히려 무기가 되기도 하죠.

윤방부 미국의 '모지스 할머니'(안나 메리 로버트슨 모지스)도 유명합니다. 70대 후반에 본격적으로 그림을 그리기 시작해 80세가 넘어서 세계적으로 인정받는 화가가 됐어요. 그분은 101세까지도 그림을 그렸어요. 저는 그분을 보며 "늦게 시작해도 괜찮다"라는 큰 용기를 얻었습니다.

이시형 나이가 들면 오히려 감정 조절이나 공감 능력이 더 깊어지는 경우가 많아요. 제가 아는 70대 기업가는 은퇴 후 봉사활동을 하면서 젊었을 때보다 훨씬 감정이 안정됐다고 하더군요. 쉽게 화내던 사람이었는데 이제는 웬만한 일에도 여유가 생기고, 사람들을 더 따뜻하게 바라볼 수 있다고 합

"

헨리 워즈워스 롱펠로(Henry Wadsworth Longfellow)라는
미국 시인이 떠오릅니다. 그는 정원의
고목나무를 가리키며 제자들에게 말했어요.
"저 고목나무에도 해마다 새싹이 돋고 꽃이 피니
고목도 자라는 것이다." 젊은이는 빠르게
자라지만 나이 든 사람도 천천히,
그러나 멈추지 않고 성장한다는 그의 말이
늘 가슴에 남아 있습니다. 노화는 멈춤이 아니라
다른 방식의 성장이라는 의미죠.

니다. 노화가 단점만 있는 게 절대 아닙니다. 마음과 관계의 폭은 나이가 들수록 더 넓어질 수 있어요.

최근에 KBS 연기대상을 받은 90세 이순재 선생님의 수상 소감도 매우 감동적이었어요. "60살이 넘어도 잘하면 대상(大賞)을 주는 것이다." "언젠가 기회가 올 거로 생각하고 준비하고 있었다." 나이가 결코 한계를 의미하지 않는다는 걸 보여준 겁니다.

● **결국 노화를 어떻게 바라보고 관리하느냐가 중요한 것 같습니다. 두 분은 노화를 어떻게 받아들이고, 생활 속에서 지혜롭게 다스려 오셨는지 궁금합니다.**

<u>이시형</u> 젊었을 때와는 분명히 다르죠. 요즘은 칼럼을 쓸 때도 예전처럼 아이디어가 번쩍 떠오르진 않아요. 그럴 때마다 "아, 이게 늙는 거구나" 하고 실감합니다. 그래서 사람들은 늙지 않으려고 애를 쓰죠. 그런데 나는 '항(抗)노화'라는 말은 좋아하지 않아요. 대신 '순(順)노화'라는 말을 쓰는데요. 노화를 억지로 막으려 하기보다는 자연스럽게 받아들이고 잘 다스리는 삶의 태도를 의미합니다.

노화는 싸워야 할 대상이 아니라 인생이 익어가는 과정이에요. 저는 순노화를 '노화를 잘 다스리는 삶의 기술'이라고 말

하고 싶습니다.

윤방부 저도 같은 생각입니다. 노화를 단순히 신체적 쇠퇴로만 보는 건 너무 좁은 시각이에요. 사실 젊은 사람도 과식하고 운동 안 하고 잠을 제대로 못 자면 몸이 금세 나빠집니다. 정상적인 노화는 나이가 들어 생기는 단순한 퇴화가 아니라, 몸이 그 나이에 맞게 적응하는 자연스러운 과정이라고 생각합니다.

이시형 나이가 들어도 얼마든지 창의적인 활동을 하고 사회에 참여할 수 있어요. 순노화의 핵심이 바로 이겁니다. 삶의 방향을 잃지 않고 사회와의 연결을 유지하는 것이죠. 특히 가족과 지역사회에서 자신의 경험을 나누고 젊은 세대에게 긍정적인 영향을 주는 활동은 노화의 시간을 더욱 의미 있게 만듭니다.

윤방부 사실 우리나라엔 오래 살려고 애쓰는 분들이 참 많아요. 유기농 먹고, 채식하고, 항간에 좋다는 건 다 해요. 그런데 오히려 그런 사람들이 먼저 세상을 떠나는 경우도 적지 않아요. 반면에 술도 좀 마시고 담배 피우고, 하고 싶은 대로 사는 사람들이 더 오래 사는 경우도 많이 봤습니다. 그래서 저는 "오래 살려고 너무 몸부림치지 말라"고 말해요. 하고 싶은 것 하면서 '그럭저럭' 자연스럽게 살아가면 됩니다. 그게 건강하고 행복한 장수의 비결입니다.

2장

행복한 인생
2라운드의 비밀

나이 들수록 더 잘 사는 사람들의 공통점

누구나 나이 들어갑니다. 하지만 그 나이를 어떻게 맞이하느냐는 사람마다 다릅니다. 어떤 이는 세월을 원망하며 작아집니다. 어떤 이는 그 세월을 품으며 더욱 깊어집니다. 기억에 갇히지 않고, 어제의 이름표를 내려놓고 오늘을 살아가며 내일을 만들어가는 사람들입니다.

이시형·윤방부 박사는 말합니다. "나이 듦은 내려가는 시간이 아니라 성장하는 시간일 수 있습니다"라고요. 몸의 속도는 느려져도 마음은 더 단단해지고, 관계는 더 성숙해지며, 삶은 더욱 진실해집니다. 지나온 길을 되돌아보며 위기를 삶의 재료로 삼고 오래된 아픔조차 감사로 바꾸는 사람들. 이들은 나이를 '쇠퇴'가 아니라 '성숙'의 이름으로 불러냅니다.

이시형·윤방부 박사도 인생의 고비가 없었던 것은 아닙니다. 허리디스크, 협심증, 재임용 탈락 같은 위기를 겪으면서도 두 거장은 멈추지 않고 배우며 성장했습니다. 몸의 신호에 귀를 기울이고 마음의 소리에 귀를 열며, 인생의 굽이굽이를 새로운 성장의 밑거름으로 삼았습니다. 이 장에서 묻습니다. "행복한 인생 2라운드의 비결은 무엇인가요?" "어떻게 나이 들어야 할까요?"

고교 '짱'들이 빨리 죽는 이유

● 동년배 중에서도 인생 2라운드를 행복하고 활기차게 살아가는 분들은 뭔가 다른 점이 있는 것 같습니다. 두 분께서는 주변에서 그런 분들을 지켜보시며 어떤 공통점을 발견하셨나요?

<u>윤방부</u> 제가 보기엔 신체적인 차이는 크지 않아요. 근력이나 체력은 어느 정도 차이가 있을 수 있지만, 결정적인 건 심리적인 태도입니다. 특히 과거를 빨리 내려놓는 사람들이 행복하게 늙는다는 생각을 많이 해요. "내가 옛날에 무슨 회사 사장이었어." "내가 교수였어." 이런 말을 자꾸 하는 친구들은 적응을 잘 못하고 힘들어합니다. 반면에 다 털어버리고 누구와도 잘 어울리면서 평범하게 사는 친구들은 생각

도 밝고 긍정적이에요. 그런 사람들이 중년 이후에도 잘 살더라고요.

<u>이시형</u> 정말 그래요. 고등학교 친구들만 봐도 학교 다닐 때 '짱'으로 불리던 친구들이 있잖아요? 그땐 다들 겁먹고 무서워했죠. 그런데 정작 그런 친구들이 제일 먼저 세상을 떠났어요. 성격이 강하고 항상 남들과 부딪치다 보니 스트레스도 많고 인생도 순탄치 않았던 것 같습니다.

<u>윤방부</u> 맞습니다. 결국 평범하게 사는 게 가장 큰 행복이라는 생각이 들어요. 과거에 너무 얽매이거나, 세상에 불만이 많으면 주변 사람들도 멀어지고, 자꾸 혼자가 돼요. 그러면 후반전이 외롭고 힘들어지죠. 친구들 사이에서도 부정적인 말만 하고, 세상 탓만 하는 사람들은 점점 격리돼요. 반면에 자기 몫 다 하고, 소박하게 살면서 주변과 잘 어울리는 친구들은 지금도 활기차게 지냅니다.

<u>이시형</u> 모임에 나오는 친구들을 보면 대부분 평범한 월급쟁이들이었어요. 사회적으로 대단한 위치에 있었던 것도 아니고, 그냥 성실하게 살아온 사람들인데, 그런 친구들이 지금까지 잘 지내고 있어요. 그리고 재미있는 건, 살이 약간 있는 친구들이 오래 살더라고요. 지금도 모임 나오는 친구들은 체

중이 다 비슷비슷해요. 결국 무리하지 않고, 자기 몫을 다 하며 보통으로 살아온 사람들이 인생 2라운드도 더 안정적이고 건강하다는 생각을 하게 됩니다.

● **두 분께서는 지금까지 살아오신 삶에 점수를 매긴다면 몇 점쯤 주고 싶으신가요? 그 이유도 함께 말씀해 주세요.**

<u>윤방부</u> 저는 90점쯤 주고 싶어요.(웃음) 가장 큰 이유는 가족들이 별다른 문제 없이 잘 지내고 있고, 지금도 제법 수입이 있어서 경제적으로도 불편이 없기 때문입니다. 건강에도 큰 탈이 없고요. 또 하나는 제자들이 아직도 매년 스승의 날이면 선물을 보내고 안부를 물어와요. 골프 대회도 열어 함께 운동하고 식사를 하며 꼭 스승의 은혜를 불러줍니다. 이런 걸 보면 '내가 현역 때 나름 잘 살아왔구나' 하고 흐뭇해집니다.

<u>이시형</u> 저는 80점쯤 될 것 같아요. 저 자신을 칭찬하는 편인데도 말이죠. 대체로 만족스럽지만, 여전히 아쉬운 점이 있기 때문입니다. 의사이자 뇌과학자로서 많은 사람들에게 도움을 주었다는 보람은 큽니다. 가족과도 좋은 관계를 유지하

고 있고요. 특히 손주들과 함께하는 시간이 큰 기쁨이에요. 하지만 아이들이 어릴 때 함께하지 못했던 시간, 그게 늘 마음에 걸려요. 너무 바쁘게 살다 보니 아이들을 거의 방목하다시피 했거든요. 의사로서 교수로서는 열심히 살았지만 정작 아이들과 깊이 의논하고 소통할 시간은 별로 없었던 것 같아요. 그 점은 지금도 미안한 마음입니다.

윤방부 그건 우리 세대가 공통으로 가지고 있는 숙제인 것 같아요. 그 시대엔 일에 몰두하는 게 당연했으니까요. 저도 솔직히 한 가지 불만이 있어요. 나이 들면 좀 너그러워져야 한다고들 하잖아요? 그런데 아직도 보기 싫은 사람은 여전히 보기 싫어요.(웃음) 나잇값을 좀 해야 하는데 그게 잘 안 됩니다. 아, 그리고 말인데요. 이 박사님도 멋지시지만 저도 나름 잘생기지 않았습니까? 어디 가면 아직도 인기 많습니다.(웃음)

이시형 윤 박사님 말씀에 공감합니다.(웃음) 저도 사실 디스크 때문에 평생 고생했어요. 의사로서 자기 몸을 좀 더 챙겨야 하는데, 그것도 아쉬움 중 하나죠. 그래도 그런 아쉬움 덕분에 지금도 계속 배워가고 있는 것 같습니다.

협심증과 디스크가 만들어준 기적

● 건강뿐만 아니라 살아오는 동안 여러 인생의 고비를 맞으셨을 텐데요. 가장 큰 위기라고 생각하신 순간은 언제였고, 어떻게 이겨내셨는지 궁금합니다.

윤방부 저는 1978년 미국에서 돌아와 가정의학과를 국내에 처음 도입하려고 했습니다. 하지만 당시 의사 사회 전체가 다 반대했죠. 가정의학과는 여러 과의 진료를 모아서 보니까 자기들 진료영역과 겹친다고 생각한 거예요. 전국 8만 명의 의사들이 모두 반대했고, 저는 8만 대 1로 왕따가 됐습니다. 전국을 돌며 필요성을 설명했지만, 젊은 의사가 건방지게 선배들과 대립한다며 비난받았어요.
결국 연세대 의대 교수 재임용에서 탈락했죠. "당신 때문에

> 위기 직후에는 내가 크게 달라질 줄 알았어요.
> "이제는 무리하지 말고 운동도 적당히 하자"고
> 결심했죠. 그전엔 매일 10km를 뛰었거든요.
> 바쁠 땐 밤 12시에도 뛰었어요. 그런데 한 달 지나니
> 다시 뛰고 있더라고요.(웃음) 그래도 그 일을
> 겪고 나서는 "조금은 속도를 늦추자"
> "지금 이 순간을 더 소중히 살자"는 마음이
> 확실히 생겼습니다.

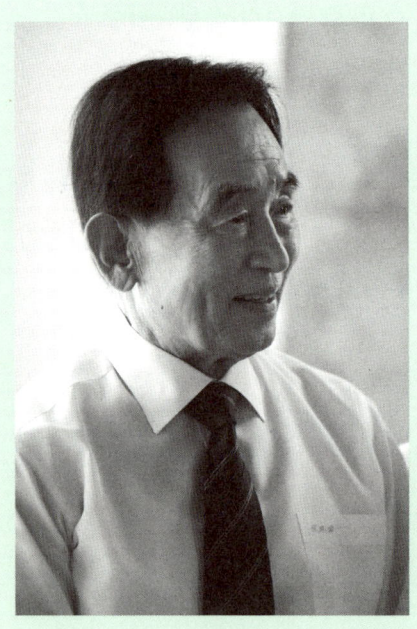

병원이 시끄럽다" "굳이 가정의학과를 왜 만들어야 하느냐"라는 이유였습니다. 심지어 의사협회 윤리위원회에 회부되기도 했어요. 하지만 윤리위원회에서 내가 이겼고 나중에는 오히려 의사협회 회장이 저를 찾아와 도움을 청했어요. 2년간 재임용이 안 됐지만 결국 학교에도 복귀했죠. 연세대 의대 역사상 나갔다 다시 돌아온 첫 교수가 됐습니다.

이시형 그런 힘든 일이 있었군요. 당시 얼마나 큰 스트레스를 받았을지 짐작이 갑니다.

윤방부 결국 예순에 협심증이 왔어요. 속리산에서 강의를 마치고 기차를 타고 돌아오는데 가슴이 뻐근하고 무거운 느낌이 왔어요. 심장이 나뭇잎으로 된 풍선처럼 떨리더군요. 서울에 도착하자마자 세브란스병원 응급실에 가서 검사를 했더니 협심증이었습니다. 관상동맥이 꽤 막힌 거예요. 중환자실에 입원했는데 후배 의사가 "형님, 살아 있는 게 다행이에요. 경미한 심근경색까지 왔어요"라고 하더라고요.
술, 담배 안 하고 운동도 꾸준히 했는데 왜 이런 병이 왔나 싶었죠. 결국 과로와 스트레스가 문제였던 것 같아요. 다행히 제때 스텐트 시술을 받고 나서는 지금까지 잘 지내고 있습니다. "생사는 병이 아니라 하나님이 결정하신다"라는 신념이 있었기 때문에, 크게 개의치 않고 다시 예전처럼 운동하고 일하면서 살아왔습니다.

이시형 저는 50세에 허리디스크가 심하게 찾아온 게 가장 큰 고비였어요. 그런데 그 일이 오히려 전환점이 됐습니다. 수술 권유도 받았지만, 재활과 생활 습관을 바꾸는 쪽을 택했어요. 덕분에 집에서 시간을 보내면서 자연스럽게 글쓰기를 시작하게 됐지요. 그렇게 나온 첫 책이 『배짱으로 삽시다』입니다.
이 책이 무려 200만 부 넘게 팔렸고, 저를 대중에게 알리는 계기가 됐어요. 전국의 '배짱 없는 환자들'이 병원에 몰려왔어요. 환자들이 아침부터 병원 앞 도로까지 줄을 서는 바람에 경찰이 출동할 정도였습니다. 제 인생이 허리디스크로 인해 완전히 바뀐 겁니다.

윤방부 이 박사님 책은 예전부터 알았지만, 이런 배경 이야기는 처음 듣습니다. 정말 위기가 기회가 된 셈이네요.

이시형 맞아요. 위기는 나를 새롭게 발견하게 해주는 기회일 수 있다는 걸 그때 절감했습니다. "나에게 글재주가 있구나"라는 걸 처음 깨달은 거죠. 덕분에 지금까지 120권 넘게 책을 낼 수 있었어요. 여전히 불편함은 있지만 오히려 그 병을 고맙게 여깁니다.

윤방부 지나고 보면 위기는 늘 기회였습니다.

● 윤 박사님은 가정의학과를 국내에 처음 도입하셨을 때 협심증을 일으킬 정도로 스트레스가 심하셨나 봅니다. 스텐트 시술 후 20년이 더 지났는데, 지금까지 특별한 문제는 없으세요?

윤방부 당시 "여기서 내가 물러나면 우리나라 가정의학과는 끝이야"라는 독한 마음으로 버텼는데요. 그게 엄청난 스트레스로 내 몸을 친 것 같습니다. 7년 전쯤 다시 가슴이 좀 뻐근한 느낌이 와서 스텐트를 하나 더 넣었어요. 다행히 그 뒤로는 큰 문제 없이 잘 지내고 있습니다.

● 위기가 삶에 대한 태도를 바꾸기도 하는데요. 인생에서 뜻하지 않게 찾아온 위기가 두 분의 삶과 생각에 어떤 변화를 주었는지 궁금합니다.

이시형 위기를 통해 삶의 본질을 더 깊이 이해하게 되었어요. 예전에는 성공이나 성취 같은 외적인 가치에 더 집중했던 것 같아요. 그런데 허리디스크를 비롯한 여러 어려움을 겪으면서 건강과 일상, 그리고 '지금 이 순간'이 얼마나 소중한지 절실히 깨달았습니다. 위기는 결국 나를 멈춰 서게 만들고, 내 안을 들여다보게 했어요.

허리디스크로 집에만 있으면서 "나는 지금까지 어떻게 살아왔나"를 곱씹게 됐고, 내면의 소리를 듣게 됐어요. 내가 진짜 원하는 삶의 방향이 무엇인지 고민하게 됐고, 덕분에 더 단단한 사람으로 성장할 수 있었습니다. 그 경험이 『배짱으로 삽시다』로 이어졌고 많은 사람들에게 도움이 될 수 있었던 겁니다.

윤방부 그 시절엔 심장 스텐트 시술이 꽤 큰 수술이었어요. 수술실에 들어가기 전에 나도 모르게 기도가 나오더라고요. "75살까지만 살게 해주세요." 병실에 누워있는데 가족 생각이 가장 많이 났어요. 특히 아내와 아이들에게 너무 미안했죠. 바쁘게 살다 보니 함께 시간을 많이 못 보낸 게 제일 후회됐습니다.

위기 직후에는 내가 크게 달라질 줄 알았어요. "이제는 무리하지 말고 운동도 적당히 하자"고 결심했죠. 그전엔 매일 10km를 뛰었거든요. 바쁠 땐 밤 12시에도 뛰었어요. 그런데 한 달 지나니 다시 뛰고 있더라고요.(웃음) 그래도 그 일을 겪고 나서는 "조금은 속도를 늦추자" "지금 이 순간을 더 소중히 살자"는 마음이 확실히 생겼습니다.

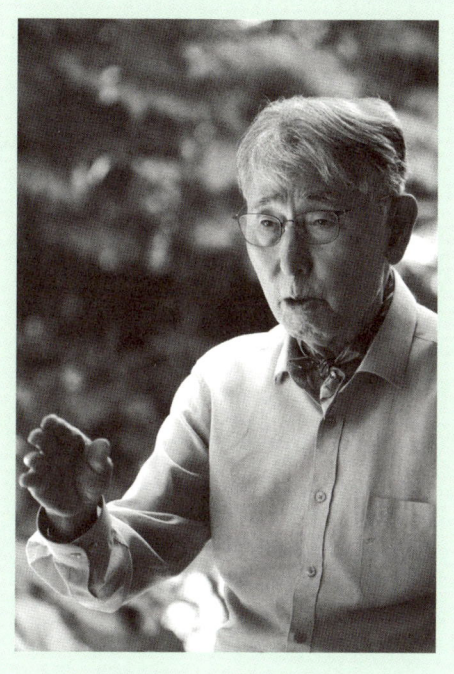

❝

위기를 통해 삶의 본질을 더 깊이 이해하게 되었어요.
예전에는 성공이나 성취 같은 외적인 가치에
더 집중했던 것 같아요. 그런데 허리디스크를
비롯한 여러 어려움을 겪으면서 건강과 일상,
그리고 '지금 이 순간'이 얼마나 소중한지 절실히
깨달았습니다. 위기는 결국 나를 멈춰 서게
만들고, 내 안을 들여다보게 했어요.

이시형 위기는 고통스럽지만 그 안에서 우리는 정말 중요한 것을 배웁니다. 삶을 대하는 태도도 달라지고요. 고난은 사람을 더 성숙하게 만들고, 또 다른 사람에게 도움이 되는 길로 이끌어주기도 하죠. 저는 그런 경험이 누구에게나 꼭 필요한 '성장의 시간'이라고 믿습니다.

불편함도 삶의 일부로 받아들이면

● **요즘 건강은 어떠신지요? 불편한 점이나 조심하시는 부분이 있는지요?**

이시형 아무래도 예전보다는 체력이 많이 떨어졌어요. 하루 종일 강연하고도 거뜬했던 시절과는 다르죠. 지금은 적당히 쉬어가며 조절해야 합니다. 하지만 그걸 부정하거나 억지로 밀어붙이진 않아요. 몸이 보내는 신호에 귀 기울이면서 일과 휴식의 균형을 맞추려고 합니다. 이건 단순히 나이를 받아들이는 게 아니라, 내 몸과 '협력'하는 방식입니다.

윤방부 다행히 아직은 인지 기능에는 문제가 없어요. 오히려 기억력이 너무 좋아서 문제일 정도예요. 제자들 이름은 물론이고, 자녀들 이름까지 다 기억하거든요. 몸은 아무래도 예전 같지 않더군요. 운동을 꾸준히 해서 큰 문제는 없지만, 허리나 무릎이 가끔 아픕니다. 사실 2년 전엔 디스크도 왔는데, 걷는 걸로 이겨냈어요. 주변 친구들한테 말하니까 "너는 이제 왔냐, 우린 이미 오래전에 겪었다"고들 하더라고요.(웃음) 불편할 땐 무턱대고 참기보다 잘 관리하려고 합니다. 무릎이 좀 뻐근하면 찜질도 하고, 운동도 너무 무리하지 않으려고 해요. 나이 들수록 중요한 건 고통을 없애려 하기보다 그걸 받아들이고 함께 사는 법을 배우는 거더라고요. 그게 자연스럽게 나이를 받아들이는 태도가 아닐까 싶습니다.

이시형 예전처럼 긴 시간 동안 집중하거나 정보를 빠르게 처리하는 게 쉽지는 않더라고요. 그래서 기술의 도움을 조금씩 받고 있습니다. 스마트폰이나 노트북에 중요한 내용을 바로 기록해 두고, 일정도 체계적으로 관리해서 과부하를 줄이려고 해요. 또 뇌가 녹슬지 않도록 책을 읽고 글을 쓰고, 젊은 세대와 소통하는 강연도 꾸준히 하고 있습니다.
결국 불편함도 삶의 일부라고 생각하면 마음이 한결 편해집니다. 나이는 숫자일 뿐이고, 우리는 그 나이 안에서도 계속 성장할 수 있으니까요. 그래서 저는 지금도 배우고, 나누고, 쓰고, 전하는 일을 멈추지 않고 있어요. 덕분에 불편함이 있더라도 삶은 여전히 풍요롭다고 말할 수 있습니다.

인생은 놀이터, 하루하루를 즐긴다

● 호모헌드레드 세대가 100세 시대를 보다 건강하고 의미 있게 살아가려면, 지금부터 어떤 준비와 마음가짐이 필요하다고 생각하십니까?

<u>윤방부</u> 첫째는 삶에 대한 철학이 있어야 한다고 생각합니다. 저는 개인적으로 "하나님이 내 삶을 주관하신다"라고 믿고 있어요. 누구나 자기 방식대로 "내 인생은 누구의 손에 있는가"를 <u>스스로</u> 정의할 수 있어야 합니다. 부처님이 이끈다고 믿든, <u>스스로</u> 주도한다고 여기든, 종교적이거나 철학적인 기준이 있어야 삶이 쉽게 흔들리지 않아요.

둘째는 하루하루를 즐겁게 사는 자세입니다. 잘 먹고, 잘 자고, 잘 놀아야 해요. 저는 '인생은 놀이터'라고 생각합니다.

무엇을 하든 억지로가 아니라 하고 싶은 걸 하면서 하루하루를 채워가는 게 중요해요.

이시형 무엇보다도 첫째는 건강이라고 봅니다. 아무리 오래 살아도 몸이 아프고 마음이 무너지면 그 긴 시간이 축복이 아니라 고통이 될 수 있거든요. 저는 '소식다동(小食多動)', 즉 적게 먹고 많이 움직이는 생활 철학을 평생 실천해 왔습니다. 신체 건강 못지않게 정신 건강도 중요해요. 스트레스를 줄이고, 일상의 리듬을 잘 유지하는 것이 핵심입니다.

윤방부 경제적인 준비도 정말 중요합니다. 아무리 잘 놀고 싶어도 경제적 기반이 없으면 마음대로 할 수가 없어요. 몸이 아파도 병원에 갈 수 없고, 먹고 싶은 것도 마음껏 못 먹잖아요. 그래서 자기 기준에 맞게 남의 신세 지지 않고 살 수 있을 만큼은 준비해 두어야 합니다. 그리고 "인생에는 은퇴가 없다"라는 생각으로 할 수 있는 한 어떤 일이든 계속하는 게 좋아요. 또 배우자를 비롯해 주변 지인들과 관계를 잘 유지하는 것도 무척 중요합니다.

이시형 맞습니다. 저도 두 번째로 중요한 게 인간관계와 사회적 연결이라고 생각해요. 건강한 관계는 정서적으로 큰 안정감을 주고, 외로움을 막아줍니다. 저는 '주는 기쁨'이 인간관계의 핵심이라고 봐요. 누군가에게 도움이 되는 삶이 결국 내 삶도 더 풍요롭게 만들어주니까요.

윤 박사님 말씀처럼 경제적 자립도 꼭 필요합니다. 꼭 부자가 되라는 게 아니라, 최소한 존엄하게 살 수 있을 만큼은 자립할 수 있어야 하죠. 그래야 자존감도 높아지고 인생을 스스로 설계할 수 있습니다.

3장

평생 현역은 늙지 않는다

호모헌드레드의 삶과 건강을 지키는 일의 힘

"앞으로 40~50년을 어떻게 살아야 할까?" 이 질문은 60세 전후 은퇴자들 앞에만 놓여있는 것이 아닙니다. 지금 정상에 서있거나 정상을 향해 달려가고 있는 40대, 50대에게도 같은 질문지가 주어집니다. 질문은 단순하지만, 답은 쉽지 않습니다. 이 장에서는 바로 이 질문 앞에 선 호모헌드레드를 위한 현실적인 이야기를 풀어봅니다.

윤방부·이시형 박사는 말합니다. "일에서 해답을 찾으세요." "'평생 현역'이라는 삶의 태도 속에 답이 있습니다"라고요. 일은 단순한 노동 그 이상입니다. 나의 존재를 세상에 연결하고, 마음과 몸을 살리는 길입니다. 인생 2라운드에 어떻게 일하고 어떤 일을 선택해야 삶의 의미가 더 깊어질까요?

고위 관료에서 택시 운전사로 변신한 한 중년 남성의 이야기, 경제적으로는 부족함이 없지만 환경미화원으로 일하며 더 건강하고 행복해진 중년 여성의 이야기. 인생 2라운드에서 새로운 길을 찾은 두 사람은 말합니다. "일이 곧 행복과 건강의 원천"이라고요. 윤방부·이시형 박사는 묻습니다. "당신은 앞으로의 40~50년을 무엇으로 채우려고 합니까?"

일하고 도전하는 것이 인간의 본성

● 오늘날 '호모헌드레드'라고 불리는 중년은 어떤 세대라고 할 수 있을까요? 그들만의 뚜렷한 특징이나 시대적 의미가 있다면 무엇입니까?

이시형 이 세대는 독특합니다. 아날로그와 디지털을 모두 경험한 첫 세대니까요. 어릴 적에는 다이얼 전화기, 필름 카메라 같은 아날로그 환경에서 자랐고, 성인이 된 뒤에는 인터넷, 스마트폰, SNS 같은 디지털 문화의 중심에 서게 됐어요. 덕분에 구세대와 신세대 사이에서 가교 역할을 할 수 있습니다. 변화에 유연하고 적응력이 뛰어난 세대입니다.

윤방부 제 아들과 딸이 바로 호모헌드레드 세대인데요. 제가 보기에는 우리 세대보다 훌륭한 점이 많습니다. 뭔가를 복잡하게 따지지 않고, 단순하고 명료하게 생각하죠. 표현도 솔직하고 긍정적입니다. 우리 세대처럼 뭐든지 처절하게 달려들지는 않지만, 대신 삶에 여유가 느껴집니다.

비교가 될지는 모르겠지만요. 제가 1970년대에 미국에서 전문의 과정을 할 때 미국인 동기생 전공의 11명 대부분은 전공의 과정을 마친 뒤에도 돈을 많이 주는 유명 병원을 마다하더군요. 대신 좋아하는 취미를 즐기며 살 수 있는 지역 병원을 선택하더라고요. 지금의 호모헌드레드 세대의 생각과 행동이 그때 미국 친구들과 비슷해요. 저는 열린 시각을 가진 이 세대가 참 좋게 보입니다.

이시형 좋은 점이 많은 세대이지만, 한편으로 이 세대는 '낀 세대'로서 책임감이 무겁습니다. 자녀를 여전히 돌보고, 노부모를 모셔야 하는 부담도 안고 있지요. 산업화를 이끌며 한강의 기적을 만들어낸 자랑스러운 세대이기도 합니다. 정년 전에는 여러 기업에 스카우트될 만큼 경쟁력도 있었고요. 하지만 정작 은퇴 이후에는 사회적 역할이 사라지면서 외로움과 무력감을 겪기 쉬운 세대입니다. 이것이 호모헌드레드에게 가장 큰 위험이에요. 조직 안에 있을 땐 강했지만, 밖으로 나오면 뿔뿔이 흩어져 '힘'을 잃어버리는 겁니다.

윤방부　그동안 치열하게 살아온 만큼, 은퇴 후에는 오히려 허탈감을 크게 느낄 수 있습니다. 물론 그 안에서도 차이는 있지요. 어려운 환경에서 자란 경우에는 우리 세대와 비슷한 면이 있고, 일부는 여전히 돈만을 좇기도 합니다. 그렇지만 전체적으로 보면, 적응력이 뛰어나고 유연하며 앞으로도 사회에 기여할 가능성이 큰 세대라고 생각합니다.

이시형　이 세대는 인류 역사상 처음으로 장수 시대를 본격적으로 준비해야 하는 세대이기도 해요. 장수가 진정한 축복이 되려면 단순히 오래 사는 것을 넘어 '어떻게 건강하고 의미 있게 살 것인가'가 핵심 과제가 됩니다. 저는 그 해답이 바로 '평생 현역'으로 일하는 태도에 있다고 생각해요. 일은 인간의 본성이자 본질이에요. 중국 고전에도 "하루 일하지 않으면 하루 먹지 않으리라"라는 말이 있습니다.

총기회사 회장님이 청소부가 된 이유

● 인생 2라운드에서도 일을 계속하고 싶지만, 번듯한 일자리를 찾기가 쉽지 않은 게 현실입니다. 이 시기에는 어떤 마음가짐과 기준으로 새로운 일을 선택하면 좋을까요?

윤방부 지금의 호모헌드레드는 여전히 젊습니다. 그런데도 정작 새로운 인생 계획을 구체적으로 세우는 사람은 많지 않은 것 같아요. 제 자녀들이 지금 50대 중후반인데, 한 번은 "앞으로 뭘 해보고 싶으냐"라고 물었어요. 큰딸은 대학교수고 아들은 변호사인데, "그냥 지금 하던 일을 계속하겠다"라고만 하더군요. 새로운 시도를 해보겠다는 말은 없었어요. 저는 이 시기를 인생의 두 번째 전환점으로 삼아야 한다고 생각합니다. 꼭 새로운 것을 시작하라는 게 아니에요. 지금까지 해온 일을 자연스럽게 이어가되, 조금은 다른 방식으로 자신을 다시 써보는 시도를 해보면 어떨까요?

이시형 그래요. 꼭 대단한 변화일 필요는 없어요. 지금까지의 삶을 돌아보고, 조금 더 여유 있게 자신을 재구성해 보는 시간이 필요합니다.

윤방부 고급 공무원 출신의 기사가 운전하는 택시를 탄 적이 있어요. 이전에 무슨 일을 했냐고 물었더니 "예전 일은 다 잊었다"라며 "지금 이 일이 참 좋다"고 하더라고요. 손님을 태우고 도로를 달리는 게 단순한 반복 같지만, 그 안에서 사람들과 이야기를 나누다 보면 오히려 자신을 다시 돌아보게 된다는 겁니다. 정말 행복해 보였어요.
또 한 분은 우리 병원에서 일하는 환경미화원인데요. 경제적으로 꽤 여유가 있지만 청소 일을 시작했는데, "지금처럼 행복했던 적이 없다"라고 하시거든요. 청소를 하니 자연스럽게 몸을 움직이게 되고, 덕분에 당뇨도 좋아지고 빈혈도 사라졌다고 합니다. 이분들을 보면서 결국 일이라는 것은 자신의 마음을 어디에 두느냐에 달려있다고 생각하게 됐어요.

이시형 신경정신과에는 '은퇴 정신병'이라는 게 있습니다.

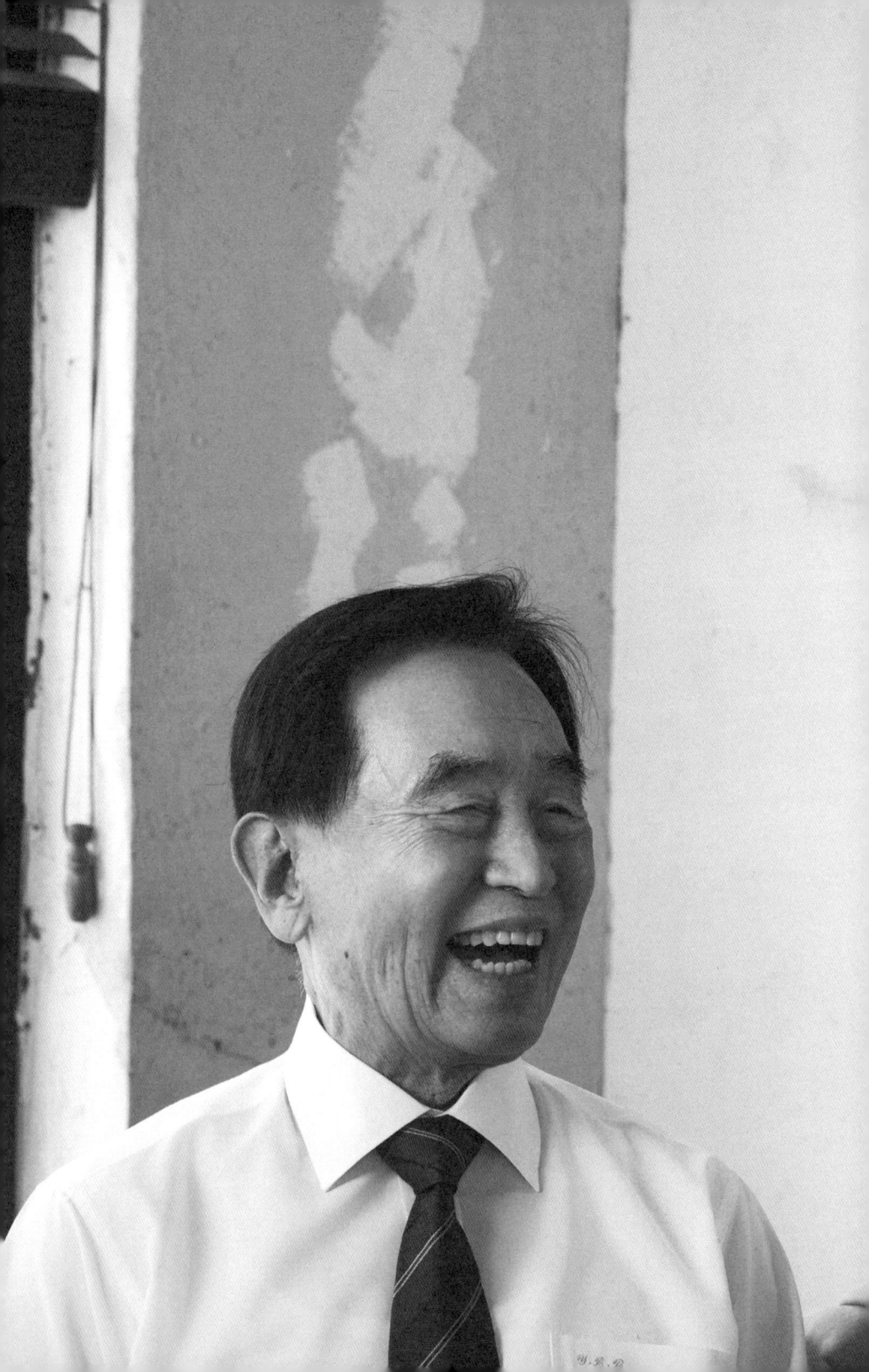

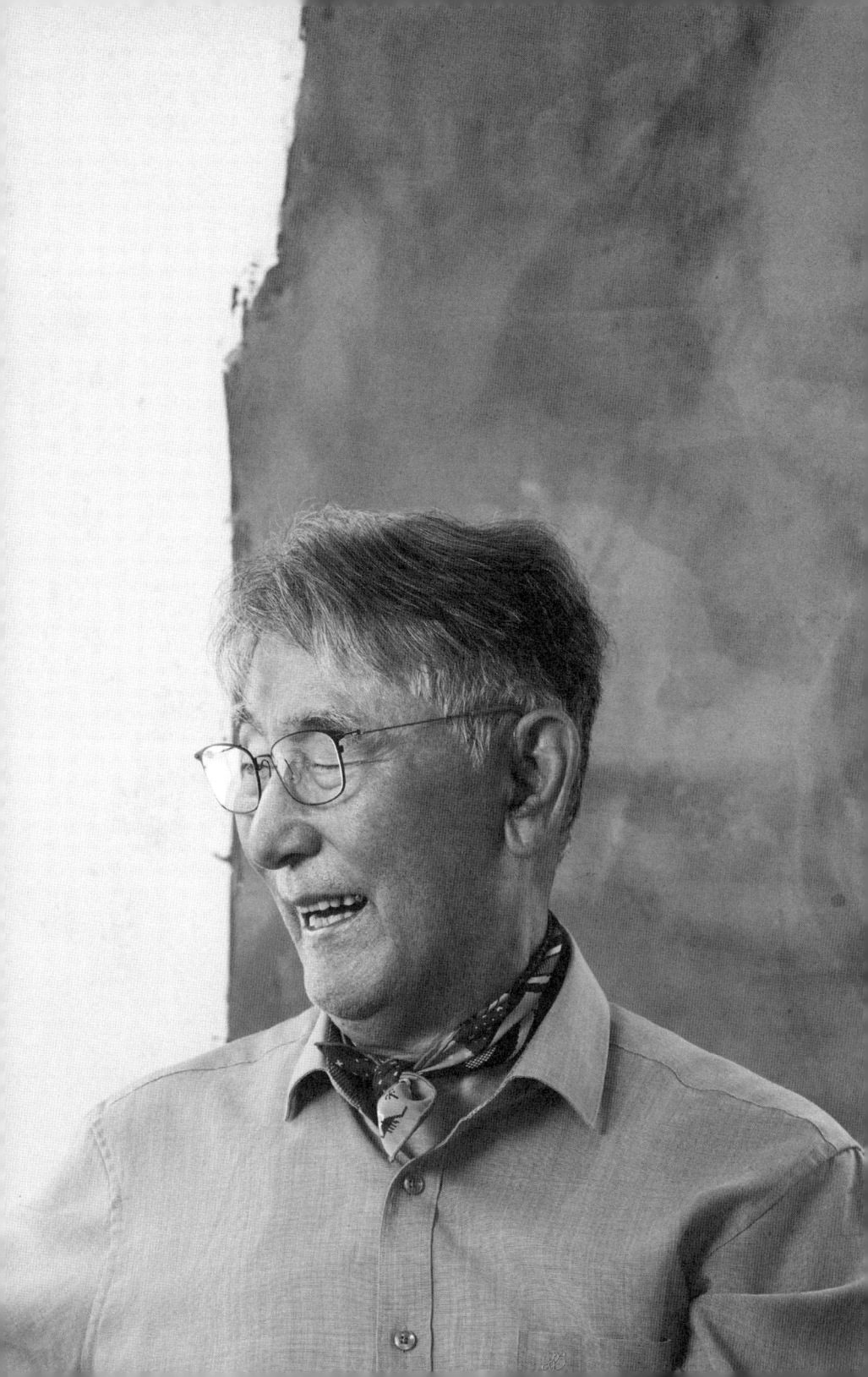

제가 미국에서 근무할 때 한 대형 총기회사 회장을 만난 적이 있어요. 70세에 아주 성대하게 은퇴식을 치르고 다음 날부터는 아내와 함께 세계 일주를 하자고 약속했죠. 그런데 다음 날 아침, 출근 준비를 하더랍니다. 아내가 "당신 이제 은퇴했잖아요"라고 하니 말이 막 헛나왔다고 해요. 결국 그날 응급실로 실려 왔어요.

제가 상담을 해보면서 알게 됐어요. 정년퇴직이라는 현실을 마음이 받아들이지 못했던 겁니다. 며칠 동안 횡설수설하다가 다행히 안정을 되찾았고, 이후 회사 근처 공원의 청소부로 취직했어요. 그 후로 정말 행복해졌습니다. 매일 아침 자신이 쓸어놓은 마당에서 아이들이 뛰노는 모습을 보며 웃고 있었어요. 출근하는 직원들이 "우리 회장님 맞아?" 하며 깜짝 놀라곤 했죠.

윤방부 그게 바로 '일'의 본질이 아닐까요. 반드시 사회적 지위가 있어야 의미 있는 게 아니라, 내가 몰입할 수 있고, 기꺼이 할 수 있는 일이라면 그 자체로 충분한 가치가 있는 겁니다.

이시형 맞습니다. 일은 단순히 생계를 위한 수단만은 아니에요. 인간은 일을 하면서 도파민, 세로토닌, 옥시토신 같은 긍정적인 호르몬을 분비해 정서적으로도 회복됩니다. 일이 스트레스가 될 수도 있지만, 동시에 인간의 본성과 긍정적인 감정을 일깨우는 힘이 있죠. 저도 오늘처럼 인터뷰나 유튜브 촬영을 준비하면 괜히 기분이 좋아집니다. 긴장도 되고, 활력도 생기고요. 나이가 들어서도 이렇게 심장이 다시 뛸 수 있도록 해주는 게 바로 일입니다.

윤방부 일이란 건 본능인 것 같아요. 쉬는 것도 일의 일부일 수 있고, 뭔가를 만드는 것도 일일 수 있죠. 다만 일에 대한 태도는 사람마다 다릅니다. 어떤 사람은 스스로 일을 찾아서 하고, 어떤 사람은 떠밀려서 합니다. 저는 호모헌드레드 세대에게 꼭 얘기하고 싶어요. "물질적 보상을 기대하지 말고 일을 해보세요." 보상을 기대하면 실망도 따르고, 일이 더 힘들어져요. 때로는 열심히 하다 보면 그에 걸맞은 보상이 자연스럽게 따라오기도 합니다.

이시형 물론 어느 정도의 보상은 필요합니다. 조금이라도 수입이 생기면 생활의 안정감이 달라지니까요. 모아둔 돈이 어느 정도 있어도 지출만 계속되면 마음이 불안해지거든요.

- **두 분은 이미 명성과 경제적 안정을 모두 갖추고 계시는데요. 그럼에도 여전히 활발하게 일을 이어가고**

❝

"나는 평생 현역이다"라고 늘 생각하고
행동하는 게 제 정체성의 핵심입니다.
언제까지 일을 할 수 있을지는 모르지만,
한 가지는 분명합니다. 치매에 걸려
엉뚱한 소리를 하지 않는 한, 저는 죽는 순간까지
현역으로 일할 겁니다. 그것이 저의 정체성이고
살아 있는 이유니까요.

계십니다. 두 분께 일은 어떤 의미인지, 삶에 어떤 가치를 더해주는지요.

이시형 나에게 일은 단순히 생계를 위한 수단이 아니에요. 일은 '배움의 기회'입니다. 나이가 들수록 배울 기회가 줄어든다고들 하지만, 저는 일을 통해 계속 배울 수 있습니다. 강연을 준비하면서 새로운 논문을 찾아보고, 젊은 세대와 이야기하며 최신 가치관과 문화를 자연스럽게 접하게 되죠. 덕분에 사고가 굳지 않고, 정신이 유연하게 유지됩니다. "나는 아직도 발전할 수 있다"라는 확신도 얻고요.

또 하나는 일을 하면서 오히려 '나를 돌보는 시간'을 갖게 된다는 점입니다. 보통 일은 에너지를 소모하는 활동이라고 생각하지만, 저에겐 오히려 내면을 정리하고 치유하는 과정이에요. 강연을 준비하거나 글을 쓰면서 자신을 돌아보고 생각을 정리할 수 있어요. 그것이 제게 큰 안정감을 줍니다.

윤방부 저도 정년을 앞두고 '이제 뭘 할까' 고민하던 때가 있었어요. 그러던 중 가천대학교에서 교수직을 제안받아 부총장과 석좌교수로 70세까지 다시 강단에 설 수 있었어요. 세브란스병원 시절처럼 레지던트를 가르치고 젊은 친구들과 함께 지내면서 큰 보람을 느꼈습니다. 환자 진료도 적극적으로 계속했고요.

그 후 충무병원과도 인연이 닿아 벌써 7년째 재단 회장으로 일하며 환자 진료도 계속하고 있습니다. 언제까지 일할지는 저도 몰라요. 다만 아내와 한가지 약속은 했어요. "우리는 나이로 결정짓지 말자. 몸이 도저히 안 되겠다고 느낄 때까지 일을 하자"고 말입니다.

이시형 윤 박사님 같은 분이 일을 안 하면 사회적으로 손해예요. 그래서 저는 정년제 자체를 없애야 한다고 생각합니다. 미국은 정년이 따로 없잖아요. 그렇다고 문제가 생겼나요? 오히려 더 발전했죠.
"나는 평생 현역이다"라고 늘 생각하고 행동하는 게 제 정체성의 핵심입니다. 언제까지 일을 할 수 있을지는 모르지만, 한 가지는 분명합니다. 치매에 걸려 엉뚱한 소리를 하지 않는 한, 저는 죽는 순간까지 현역으로 일할 겁니다. 그것이 저의 정체성이고 살아 있는 이유니까요.

달라이 라마 내실에서 만난 에로틱 조각상

● 두 분께서는 긴 세월 동안 다양한 사람들을 만나고 많은 영향을 주고받으셨을 텐데요. 그중에서도 두 분의 인생과 가치관에 큰 영향을 준 롤 모델이 있으신지요?

이시형 저는 달라이 라마를 '평생 현역'의 롤 모델로 삼고 있습니다. 저보다 한 해 아래인 1935년생인데, 지금도 전 세계를 다니며 자비와 연민, 평화의 메시지를 전하고 계시잖아요. 그분의 삶 자체가 '현역'이라는 말의 참된 의미를 보여준다고 생각합니다.

달라이 라마는 마음의 평화를 가장 중요한 가치로 봅니다. "우리가 이 세상에 태어난 이유는 서로를 돕기 위해서다." 이 말씀은 제 인생을 통째로 바꾼 말입니다. 이 말을 통해 저는 일을 단순한 생산 활동이 아니라, 나눔을 통해 내면의 평화를 찾는 과정이라고 생각하게 됐거든요. 강연을 준비하고 글을 쓰는 일이 곧 나 자신을 돌아보고 마음을 다잡는 정신적 치유의 시간이 되는 것이지요.

윤방부 달라이 라마를 직접 만나 본 적도 있으시다고 들었는데요. 그때 이야기도 좀 들려주세요.

이시형 그렇습니다. 인도 북부 다람살라에 있는 달라이 라마의 거처를 찾아간 적이 있었는데요. 그날은 무척 추웠어요. 저는 두툼하게 껴입고 있어도 추웠는데, 그분은 반 조끼 하나만 걸치고는 아무렇지 않게 앉아 계시더라고요. 정신력도 체온도 다르구나 싶었죠.
그런데 정말 놀라웠던 건 그분의 인간적인 매력이었습니다. 제 모자를 벗겨 직접 써보더니 "내가 야구 투수다!" 하고 농담하시더군요. 그렇게 세계적인 인물이 장난스럽게 다가오니 금세 거리감이 없어지더라고요.
강연장에는 세계 각지에서 온 종교인들이 가득했어요. 스님, 신부님, 목사님들까지 모두 한자리에 있었는데, 달라이 라마는 그분들에게만 20달러씩 건넸어요. "종교인은 춥고 배고프기 때문에 배려해야 한다"라는 의미로 느껴졌습니다. 그

모습 하나하나가 제겐 다 배움이었지요.

윤방부 정말 인상 깊은 경험이었겠어요. 직접 뵙고 나누신 이야기라 더욱 마음에 와닿습니다.

이시형 그분의 내실에 들어갔을 때 본 조각상도 인상 깊었어요. 남녀의 성행위를 노골적으로 묘사한 에로틱한 동상이었죠. 다른 곳에 있었다면 "사이비 종교 사찰인가" 하고 생각할 수도 있었을 거예요. 그런데 달라이 라마의 방에 있으니까 좀 달리 보이더라고요. 인간은 가식 없이 본질 앞에 서야 한다는 메시지를 전하려는 것 같았습니다. "자신을 꾸미지 말고, 있는 그대로를 인정하라"는 철학이 느껴졌어요.

그 만남을 통해 저는 달라이 라마의 말과 행동에서 네 가지 중요한 가르침을 얻었습니다. 첫째, 삶은 타인을 돕는 데서 의미를 찾는다. 둘째, 배움과 성장은 평생 계속되어야 한다. 셋째, 마음의 평화가 진정한 건강이다. 넷째, 작은 친절과 나눔이 세상을 바꾼다.

윤방부 저는 미국 유학 시절 만났던 의사 한 분이 떠오릅니다. 1973년에 미국 툴레인대학에서 지역사회 의학을 공부하던 중이었는데, 뉴욕 마운트사이나이 병원에서 두셀(Deushel)이라는 피부과 의사를 만났어요. 그분은 평생을 할렘가에서

헌신적으로 진료하며 살아온 분입니다.

그분이 제게 "한국에 돌아가면 제자들을 박테리아처럼 키우세요"라고 말했어요. 처음에는 무슨 뜻인지 몰랐는데, 나중에 가정의학을 시작하면서 그 의미를 깨달았습니다. 성적만 보지 않고 연극이나 태권도 등 다양한 취미를 가진, 사회성 있는 제자들을 뽑아 수련해 보니 정말 현장에서 자기 역할을 톡톡히 해내더군요. 곳곳에 퍼져서 살아 움직이는 박테리아처럼요. 두셸의 한마디가 제 교육 철학을 바꿔 놓았습니다.

이시형 참 깊은 뜻을 담은 조언이군요.

윤방부 저는 한 사람만을 롤 모델로 삼기보다는 삶의 국면마다 다양한 인물들에게서 배워야 한다고 생각해요. 종교적으로든, 교육적으로든, 가정적으로든 새로운 롤 모델들을 끊임없이 찾아 그들의 삶을 본받으려 할 때, 인생이 훨씬 풍부해지는 것 같습니다. 롤 모델은 단순한 목표가 아니라, 내 시야와 가능성을 넓혀주는 사람들이니까요.

● **100세 시대를 살아갈 호모헌드레드는 인생의 길잡이가 되어줄 롤 모델을 어떻게 찾으면 좋을까요? 각자**

에게 맞는 삶의 롤 모델을 찾는 지혜와 방법에 대해 조언해 주세요.

윤방부 꼭 위대한 인물이 아니어도 좋아요. 내가 닮고 싶은 모습이 있거나 내게 부족한 점을 채워줄 수 있는 사람이면 충분하죠.

호모헌드레드 세대는 사실 우리 세대에 비하면 아직 청년입니다. 이 시기에는 건강에 대한 롤 모델은 꼭 있어야 해요. 또 직장에서의 태도, 가정에서의 역할, 정신적인 자세 등 각 영역에서 본받고 싶은 사람이 주변에 있다면 큰 힘이 됩니다. 결국 삶은 존경하는 사람들을 거울삼아 비추어보며 자신을 조율해 가는 과정이니까요. "인생은 누구를 만나느냐에 달려있다"라는 말도 있잖아요? 그래서 저는 롤 모델은 많을수록 좋다고 믿습니다.

이시형 그 말씀에 공감합니다. 롤 모델의 삶 전체를 닮기는 버거울 수 있어요. 그럴 땐 일상에서 작은 습관 하나만 배워도 좋습니다. 저는 개인적으로 김형석 교수님을 무척 존경합니다. 백세가 넘은 나이에도 여전히 지적 활동을 멈추지 않으시고, 건강도 잘 관리하고 계시잖아요. 그런데 그 비결은 의외로 소박합니다. 2층에서 물 한 잔 마시려고 굳이 1층까지 내려가는 게 운동이라고 하시더라고요.

그 이야기를 듣고 다시 깨달았습니다. "생활 속에서 꾸준히 움직이는 게 결국 장수의 비결이구나." 저는 디스크가 있지만, 가만히 있는 것보다는 조금이라도 움직이려는 생활 태도가 중요하다는 걸 다시금 확인하게 됐어요. 롤 모델은 멀리 있는 위대한 인물이 아니라, 일상을 잘 살아내는 사람이면 됩니다.

윤방부 많은 사람들이 책이나 방송, 유튜브만 보고 너무 쉽게 롤 모델을 정하는데, 그건 바람직하지 않다고 생각해요. 영상이나 기사에 나오는 모습은 어느 정도 연출된 면이 있고, 실제와 다를 수도 있거든요.

저만 해도 그렇습니다. 제 아침 식사 습관을 찍은 유튜브 영상이 있어요. 그게 1년 만에 조회수가 340만 회를 넘겼습니다. 그런데 사실 그 영상에도 연출이 좀 있어요. 90%는 사실이지만, 매일 그렇게 먹는 건 아니거든요. 그걸 본 사람들이 "윤 박사는 늘 저렇게 규칙적으로 사는구나" 하고 오해할 수도 있겠다 싶으니 조금 미안한 마음도 들더라고요.

그래서 저는 항상 강조합니다. 진짜 롤 모델은 가까운 사람 중에서 찾아야 한다고요. 오랫동안 지켜봐서 일상과 태도를 잘 아는 사람이어야 내게 진짜 도움이 되는 삶의 모델이 될 수 있습니다.

❝

각 영역에서 본받고 싶은 사람이 주변에
있다면 큰 힘이 됩니다. 결국 삶은 존경하는
사람들을 거울삼아 비추어보며 자신을
조율해 가는 과정이니까요.
"인생은 누구를 만나느냐에 달려있다"라는
말도 있잖아요? 그래서 저는 롤 모델은
많을수록 좋다고 믿습니다.

이시형 정말 중요한 말씀입니다. 그 사람의 말이나 겉모습만이 아니라, 삶을 대하는 자세와 일관된 태도를 오래 지켜보는 게 중요하죠. 그런 의미에서 보면, 책 속의 인물보다는 내 삶 가까이에 있는 누군가가 오히려 더 깊은 울림을 줄 수 있습니다.

일은 뇌를 살리는 명약이다

● 의학적인 면에서 볼 때, 일을 계속하는 것이 정신적 안정이나 신체 건강 유지에 구체적으로 어떤 긍정적 도움을 줍니까?

이시형 일을 하면 뇌에서 도파민, 세로토닌, 옥시토신 같은 긍정적 신경전달물질이 분비됩니다. 도파민은 목표를 이루거나 성취감을 느낄 때 분비되는 물질인데, 우리에게 동기를 부여하고 집중력을 높여줍니다. "내가 할 수 있다"라는 자기효능감도 도파민과 깊은 관련이 있어요.

세로토닌은 기분을 조절하고 스트레스를 완화하는 데 중요한 역할을 합니다. 규칙적인 일상과 사회적 관계가 세로토닌 분비를 촉진해서 우울감이나 불안감을 완화하는 데 도움이 됩니다.

옥시토신은 신뢰와 유대감, 애착 같은 사회적 연결을 담당하는 호르몬이에요. 협업하면서 팀워크가 좋을 때 많이 분비되지요. 부교감신경을 자극해서 심박수나 혈압을 낮추고, 정서적인 안정감을 줍니다.

윤방부 신체 활동이 많은 일은 신체 건강에 아주 직접적인 영향을 줍니다. 예를 들어 청소나 짐 나르는 일, 공사장 같은 현장 일은 하루 종일 몸을 쓰는 활동이잖아요. 이런 일을 하면 자연스럽게 심장과 폐 기능이 좋아지고, 체력도 붙게 됩니다.

앞서 말씀드린 병원 청소 일을 하는 재력가 여성의 사례처럼, 몸을 부지런히 움직이면 살이 빠지고 당뇨나 빈혈 같은 질환도 호전됩니다. 몸을 꾸준히 쓰면 장운동이 활발해지고 소화 기능이 좋아지며, 혈액순환도 원활해져요. 거의 모든 신체 기능에 긍정적인 변화가 일어나는 셈이죠.

이시형 일은 뇌와 마음도 활성화합니다. 새로운 문제를 해결하고 사람들과 협력하며, 목표를 세우고 성취해 가는 모든 과정이 뇌를 자극하죠. 그래서 저는 "일을 한다는 것은 곧 뇌를 살리는 명약이다"라고 말합니다. 특히 나이 들어서도 일을 계속하면 인지 기능을 유지하는 데 큰 도움이 돼요. 치매 예방 효과도 큽니다.

윤방부 일을 통해 얻는 정신적인 만족감은 신체 건강에도 큰 영향을 미칩니다. 이 박사님이 말씀하신 도파민, 세로토닌 같은 호르몬들은 결국 몸에도 긍정적으로 작용하니까요. 그런데 일을 선택할 때 정신노동만 고집하면 오히려 스트레스를 받을 수도 있어요. 그래서 자기 수준과 체력에 맞는 일을 찾는 게 무엇보다 중요합니다. 너무 무리하거나 남의 기준에 맞춰 억지로 일하면 오히려 건강에 해로울 수 있으니까요.

4장

호모헌드레드의
'건강 재건축'

지금까지의 건강 기준은 더 이상 맞지 않다

중년이 되면 몸이 달라졌다는 것을 누구나 실감합니다. 예전엔 아무렇지 않던 일이 점점 버겁게 느껴지고, 평소 즐기던 음식이 낯설게 다가오며, 쉽게 피곤해지고 감정 기복도 심해집니다. 하지만 대부분은 이런 변화를 단순히 '나이 탓'이라며 넘기고 맙니다. 그런데 이시형·윤방부 박사는 말합니다. "지금까지 지켜온 건강 기준은 더 이상 내 몸에 맞지 않을 수 있다"라고요.

수면, 면역, 소화, 혈압, 혈당 등 모든 생리적 요소가 중년을 기점으로 달라지기 시작합니다. 그런데 우리는 여전히 청년 시절의 기준을 붙잡고 있지는 않은가요? 예전처럼 혈압을 낮추고 체중을 줄이며, 숫자에 집착하는 방식이 과연 지금의 몸에도 맞을까요?

중년은 건강의 기준을 다시 세팅해야 할 시기입니다. 수치에 얽매이기보다 내 몸의 소리에 귀 기울이고, 작은 변화에도 민감하게 반응하는 태도가 중요합니다. 나에게 맞는 혈압, 적정 체중, 나만의 수면 리듬을 찾아야 합니다.

건강은 저절로 주어지지 않습니다. 나에게 맞게 재구성하고 다시 짓는 일입니다. 몸의 변화는 단순한 경고가 아니라 새로운 시작을 알리는 신호일 수 있습니다. 중요한 것은 그 신호를 외면하지 않고, 지금부터라도 내 삶에 맞는 건강 설계를 시작하는 일입니다. 이 장에서 이시형·윤방부 박사는 묻습니다. "당신은 지금 어떤 몸과 마음으로 살아가고 있나요?" "앞으로는 어떤 몸과 마음으로 살아가고 싶습니까?"

그레이 신드롬이 온다

● **몸이 예전 같지 않다는 중년이 많습니다. 의학적으로 볼 때, 중년의 몸은 어떤 건강상의 취약점을 가지게 되는 것일까요?**

<u>이시형</u> 지금의 호모헌드레드 세대는 체격은 근사한데요. 폭식과 폭음, 영양 과잉, 과로 같은 생활 습관이 오히려 문제가 되어버렸어요. 젊을 때야 어떻게든 버텼지만, 이제는 몸이 더 이상 넘어가 주지 않아요. 여기저기서 경고 신호를 보내기 시작합니다.

이 세대가 맞닥뜨리는 가장 큰 충격은 '퇴직'이에요. 일터를 떠나는 순간, 그동안 쌓여왔던 건강 문제들이 한꺼번에 터져 나옵니다. 우리의 은퇴식은 좀 서글프고 우울한 느낌이 들지

만, 미국의 은퇴식은 밝고 유쾌해요. "이 어려운 시절에 직장 생활을 무사히 마쳤으니 정말 축하한다"라는 분위기입니다. 노후 보장이 우리보다 잘 되어있거든요.

윤방부 서양에서는 40세 생일을 맞으면 큰 잔치를 열어 축하합니다. 40세가 인생의 중요한 터닝 포인트라고 보기 때문이에요. 이때부터 신체 활동이 자연히 줄고, 사회적 책임과 스트레스는 더 커지면서 이전에 없던 질병들이 슬슬 나타나거든요. 바로 생활습관병입니다. 고혈압, 당뇨, 만성 소화 질환, 간 질환, 비만, 불면증 같은 것들이 대표적이지요. 스트레스를 쉽게 해소하지 못하면 혈압 상승, 수면 장애, 면역력 저하 같은 문제로 번집니다. 운동 부족과 체중 증가로 관절에도 문제가 생기고, 그동안 잠재돼 있던 유전적 소인들도 이때 본격적으로 드러납니다. 예를 들어 위암 발생률이 높아지고, 혈관이 좁아져 협심증이나 경동맥 협착이 나타나는 경우가 많아요. 혈관에 문제가 생기면 심한 경우 뇌졸중으로 이어질 수 있어 더욱 주의가 필요합니다.

이시형 호모헌드레드 세대는 신체적·정신적으로 큰 변화를 겪고 있어요. 젊었을 때보다 신체 회복력은 떨어지고, 역할 변화와 미래에 대한 고민이 많아지면서 건강이 급격히 나빠질 위험이 큽니다.

이 시기에는 수면 장애를 호소하는 사람도 많아요. 멜라토닌 분비가 줄어들면서 수면 패턴이 불규칙해지고, 잠드는 데 오랜 시간이 걸리거나 깊은 잠을 자기 어려워지죠. 수면 중 자주 깨거나 새벽에 너무 일찍 깨어 다시 잠들지 못하는 '조기 각성' 현상도 흔히 겪습니다.

만성적인 피로감과 무기력감이 쌓이고, 결국 면역력 저하로 이어집니다. 특히 퇴직 후에는 직장에서의 역할 상실, 자녀의 독립으로 인한 '빈둥지 증후군', 노년기에 대한 불안감 등이 심리적 스트레스를 더욱 키워요. 문제는 스트레스 조절 능력이 젊을 때보다 떨어지기 때문에, 그 부정적 영향이 고스란히 몸과 마음에 쌓인다는 점입니다.

윤방부 특히 여성들은 50세를 전후로 폐경이라는 큰 생리적 변화를 겪게 됩니다. 콜레스테롤 수치가 올라가고, 뼛속 칼슘이 급격히 빠져나가면서 골다공증 위험이 크게 높아져요. 성적인 욕구도 저하되고요.

'그레이 신드롬(Gray Syndrome)'이라 불리는 현상도 나타납니다. 어느 날 거울을 보면 곱던 얼굴이 갑자기 주름지고 초췌해진 걸 발견하게 돼요. 하지만 남편은 사회적 지위가 높아져 대외 활동을 하느라 바쁘고, 자식들은 독립해 집을 떠납니다. 많은 여성이 깊은 외로움과 상실감을 느끼게 되죠.

이시형 그래서 이 시기에는 남편이 아내의 변화를 잘 이해하고 따뜻하게 보살펴야 해요. 하지만 우리나라 기성세대 남자들은 그런 걸 배운 적이 없습니다. 아내에게 "고맙다" "사랑한다" 같은 말을 하는 걸 부끄러워하는 거예요. 이런 문화 때문에 나이가 들수록 부부 사이에 거리감이 생깁니다. 심하면 의부증이나 '빈 둥지 증후군' 같은 심각한 부작용으로 이어질 수 있어요.

큰 병은 작은 병에서 시작된다

● 중년 이후에는 몸이 보내는 작은 신호들이 큰 변화의 전조일 수 있습니다. 그렇다면 어떻게 건강의 미묘한 변화를 조기에 알아차리고 적절히 대처할 수 있을까요?

윤방부 우선 신체적인 변화부터 살펴야 해요. 중년이 되면 "요즘 유독 피곤하다" "예전 같지 않다"라는 말을 자주 하게 됩니다. 그걸 그냥 나이 탓이라고 넘기면 안 돼요. 피곤의 원인이 정말 단순한 노화 때문인지, 간 기능 저하나 다른 장기 문제 때문인지, 혹은 당뇨, 갑상선·부갑상선 질환, 암, 만성 스트레스 같은 생활습관병 때문인지 건강검진을 통해 정확히 확인하는 게 중요합니다.

또 시력과 청력처럼 서서히 나빠지는 기능들도 민감하게 체크해야 해요. 여성이라면 자궁이나 유방 관련 검진도 주기적으로 받아야 하고요. 이런 미묘한 변화일수록 "설마" 하며 넘기기 쉬워서 오히려 더 주의 깊게 관찰하고 확인하는 습관이 필요합니다.

이시형 큰 병은 작은 병에서 시작되고, 작은 병은 미세한 변화에서 시작됩니다. 그만큼 작은 변화에도 주의를 기울여야 합니다. 사실 특별한 기술이 필요한 게 아니에요. 그저 매일매일 내 몸과 마음을 관찰하는 습관을 들이면 됩니다.
예를 들어 평소와 다른 피로감, 소화 불량, 이유 없는 체중 변화, 잠을 잘못 자는 현상, 감정 기복 같은 것들이 바로 몸이 보내는 초기 신호일 수 있어요. 이런 신호를 그냥 넘기지 말고 "왜 이렇지?" 하고 기록하거나 의식하려고 노력해 보세요. 이런 작은 관심과 관찰이 건강을 지키는 첫걸음입니다.

윤방부 이 시기에는 정기적인 건강검진이 어느 때보다 중요합니다. 고혈압, 당뇨, 고지혈증, 초기 암 같은 질환은 자각 증상 없이 진행되는 경우가 많아요. 스스로 이상을 느낄 때쯤이면 병이 상당히 진행된 경우가 많잖아요. 그래서 흔히 "병원에 갈 정도로 아플 땐 이미 늦었다"라는 말이 나오는 거예요.

저는 매일 아침 내 몸에 묻습니다. "오늘 너는
괜찮니?" 이 간단한 질문 하나가 저를 지켜줬어요.
문제는 몸과 마음이 늘 신호를 보내고 있는데도
우리가 그걸 무심코 지나친다는 데 있죠. 정답은
거창한 게 아닙니다. 내 몸에 늘 관심을 가지고,
일상의 작은 징후를 놓치지 않고, 조기에
대응하는 것. 이 작은 실천이 노후 건강의
승부를 가르는 결정적인 차이를 만듭니다.

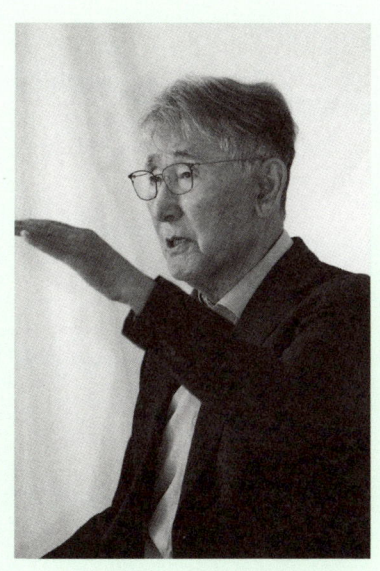

그래서 1년에 한 번은 꼭 건강검진을 받으라고 해요. 무조건 많은 검사를 받기보다는 꼭 필요한 필수 항목을 빠짐없이 확인하는 기본 검진이 중요합니다.

이시형 저는 매일 아침 내 몸에 이렇게 묻습니다. "오늘 너는 괜찮니?" 이 간단한 질문 하나가 저를 지켜줬어요. 문제는 몸과 마음이 늘 신호를 보내고 있는데도 우리가 그걸 무심코 지나친다는 데 있죠. 정답은 거창한 게 아닙니다. 내 몸에 늘 관심을 가지고, 일상의 작은 이상 징후를 놓치지 않고, 조기에 대응하는 것. 이 작은 실천이 결국 노후 건강의 승부를 가르는 결정적인 차이를 만듭니다.

건강의 기초를 다시 세워야

● **한국인의 평균 수명은 계속 늘어나고 있지만, 실제로는 아픈 채로 살아가는 기간이 10년 이상이라고 합니다. 그렇다면 건강 수명을 늘리기 위해서는 무엇을 실천해야 할까요?**

이시형 무엇보다 근육을 지키는 것이 중요해요. 중년을 넘어서면 신체 기능이 떨어지면서 근육량이 줄고, 기초대사량도 감소하게 됩니다. 근육이 부족해지면 낙상 위험이 커지고, 만성 질환 발생 가능성도 높아집니다. 특히 근육 손실 속도도 빨라지기 때문에, 의식적으로 근력을 유지하려는 노력이 필요해요.

근육을 지키려면 단순한 유산소 운동만으론 부족합니다. 반

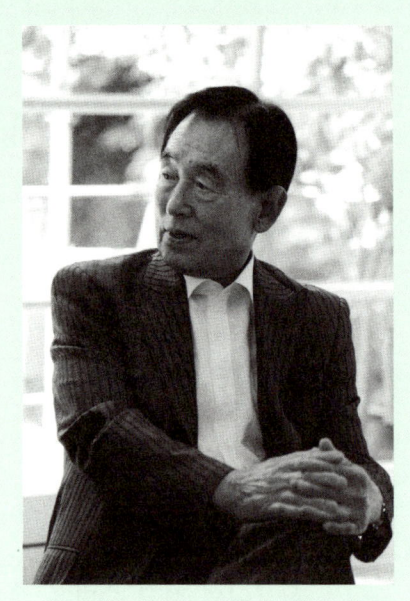

"
중년에는 건강의 기초를 다시 세우는 게 중요해요.
핵심은 생활 습관을 바로잡는 거예요.
운동을 꾸준히 하고, 골고루 잘 먹고,
긍정적인 마음가짐을 갖는 걸 습관화해야 합니다.
그리고 아프면 스스로 진단하지 말고 반드시
의사를 찾아가야 해요. 우리나라 사람들의
가장 큰 문제가 뭐냐면, 자기 병을 자기가
판단하려 한다는 거예요.

드시 근력 운동과 단백질 섭취를 병행해야 해요. 근력 운동을 통해 근섬유를 자극해야 근육량을 유지할 수 있고, 단백질은 근육을 만드는 데 필수 성분입니다.

윤방부 중년에는 건강의 기초를 다시 세우는 게 중요해요. 핵심은 생활 습관을 바로잡는 거예요. 운동을 꾸준히 하고, 골고루 잘 먹고, 긍정적인 마음가짐을 갖는 걸 습관화해야 합니다. 그리고 아프면 스스로 진단하지 말고 반드시 의사를 찾아가야 해요. 우리나라 사람들의 가장 큰 문제가 뭐냐면, 자기 병을 자기가 판단하려 한다는 거예요.

주치의를 제대로 두는 것도 중요합니다. 의사도 잘 골라야 해요. 이왕이면 외모부터 자기 관리를 철저히 하는 깔끔한 의사가 좋습니다.

이시형 좋은 의사를 만나는 것은 건강 수명을 지키는 데 아주 중요합니다. 요즘 유명 병원 의사들은 환자 얼굴도 안 보고, 검사 결과만 보죠.

윤방부 맞아요. 결국 중요한 건 동네 주치의입니다. 언제든지 찾아가 얼굴 맞대고 진료받을 수 있는 의사가 있어야 하죠. 예전에는 환자의 얼굴을 보고 상태를 판단하는 '시진(視診)'이 정말 중요했어요. 요즘은 의사들이 너무 바빠서 그런 시간이 부족해요. 컴퓨터 등에 너무 의존하는 습관 때문에 진료가 기계적으로 되는 것도 문제입니다.

이시형 사실 윤 박사님이 가정의학과를 우리나라에 도입한 건 정말 큰 공헌이에요. 집 가까이에 있으면서 내 병력과 생활까지 아는 의사, 그게 바로 진짜 명의입니다. 유명한 병원의 명의보다 나를 잘 아는 의사와 오래 관계 맺는 게 훨씬 낫습니다.

윤방부 사람과의 관계도 중요한 건강 습관이에요. 어떤 사람과 어울리느냐에 따라 건강이 달라지기 때문이죠. 술 좋아하는 친구와 가까우면 자연스럽게 술자리가 잦아지고 과음하기 쉽죠. 식습관도 마찬가지입니다.
예전에 잘 아는 유명한 채식주의 의사가 있었어요. 방송에 나와서 풀만 먹으라고 권하니까 그 말을 들은 아내들이 남편들에게 고기 금지령을 내렸어요. 친구들이 저에게 전화해서 "미치겠다"라고 하소연할 정도였죠. 어느 날 그 친구 부부와 골프를 치러 갔는데, 친구 부인이 언덕 하나를 못 올라가더라고요. 그래서 내가 "고기를 드세요. 고기 안 먹으면 몸이 약해집니다!"라고 한마디 했습니다. 나중에 친구가 "덕분에 아내가 많이 좋아졌다"며 고마워하더군요.

이시형 맞습니다. 식습관 관리는 기본 중의 기본입니다. 나이 들수록 고혈압, 당뇨 같은 대사 질환의 위험이 커지기 때문에 식단을 철저히 관리해야 해요. 식습관은 단순한 영양 문제가 아니라, 몸과 마음의 균형을 유지하는 데 중요한 역할을 합니다.

중년에 알맞은 혈압·당뇨·비만 기준은?

● **중년 이후의 건강 요건은 젊었을 때와는 다릅니다. 혈압, 혈당, 체중 같은 기본 지표들도 나이에 따라 적정 기준이 달라져야 한다고들 하는데, 실제로 젊을 때와 다른 기준으로 관리하는 것이 더 바람직한지요?**

이시형 혈압은 나이가 들수록 자연스럽게 상승하는 경향이 있습니다. 현재 일반적인 고혈압 기준은 수축기 혈압 140mmHg, 이완기 혈압 90mmHg 이상이에요. 하지만 중년 이후에는 혈관의 탄력이 감소하면서 어느 정도 혈압이 높아지는 것은 정상적인 생리 현상일 수 있어요. 그래서 저는 고혈압 치료 목표를 너무 낮게 잡기보다는 140/90 정도는 유연하게 봐도 괜찮다고 생각합니다. 70대 이후에는 150/90

정도도 허용할 수 있다고 보고요. 윤 박사님 의견이 궁금합니다.

윤방부   120/80이나 140/90 같은 기준은 참고치일 뿐입니다. 고혈압 진단 기준은 사실 통계예요. 통계는 많은 모수(母數)로 만들어지는 거잖아요. 그런데 의학은 통계보다 개인이 중심입니다. 사람마다 혈압의 적정 기준이 다를 수 있는 거지요.

혈압은 어떤 상황에서 측정하느냐에 따라서도 달라집니다. 저는 1972년에 고혈압으로 박사학위를 받았어요. 그만큼 오랫동안 지켜본 결과 혈압은 나이, 식사, 음주, 활동량, 심리 상태 등에 따라 굉장히 변동이 심합니다. 실제로 고혈압을 결정짓는 변수는 2백만 가지가 넘는데, 우리가 아는 건 그중 25% 정도에 불과해요. 나머지 75%는 왜 혈압이 오르는지 명확히 밝혀지지 않았어요.

혈압은 심장이 수축할 때의 수축기 혈압부터 이완할 때의 이완기 혈압까지 다섯 단계로 나뉘는데, 최근에는 예방 차원에서 130/80 이상이면 치료를 권장하기도 해요. 하지만 이런 기준 역시 통계적 의미가 클 뿐이고, 실제로는 그 사람의 직업, 생활 스트레스 등을 고려해야 합니다. 예를 들어 소방수처럼 긴장 상태가 높은 직업을 가진 사람이라면, 혈압이 높더라도 무조건 약을 쓸 게 아니라 상황을 봐야 해요.

원칙적으로 혈압은 낮은 게 좋지만, 사람마다 다를 수 있어서 주치의와 상의해 관리하는 것이 좋아요. 그리고 정확한 혈압을 측정하려면 30분 휴식 후 5분 간격으로 3회를 측정해 평균치를 내는 것이 좋습니다.

이시형 당뇨도 마찬가지입니다. 50대 이후에는 인슐린 분비 능력이 자연스럽게 떨어지면서 혈당이 다소 올라갈 수 있어요. 이때 젊은 사람 기준으로 무리하게 혈당을 낮추려하면 오히려 저혈당 위험이 커집니다. 저혈당은 어지럼증이나 피로를 일으킬 수 있고, 심할 경우 의식 저하로까지 이어질 수 있어요. 그래서 저는 혈당을 무조건 낮추는 것보다 혈당의 큰 변동을 줄이고 안정적으로 유지하는 것이 더 중요하다고 생각합니다.

윤방부 아침 공복혈당이 140mg/dL 이하면 성공적으로 관리되고 있다고 볼 수 있습니다. 의학 교과서에서는 공복혈당 110을 당뇨 전단계, 126을 당뇨로 정의하지만, 실제로 당뇨 환자를 치료해 보면 140 정도면 잘 조절되고 있는 편이에요. 당화혈색소도 의학 교과서에서는 5.5%가 적정하다고 나오지만, 실제 임상에서는 7% 이하만 유지해도 충분히 좋은 결과를 기대할 수 있습니다.

무엇보다 중요한 건 교육이에요. 운동과 식이요법만 제대로 실천해도 당뇨 환자의 90%는 약 없이 관리할 수 있어요. 수치에만 너무 매달릴 필요는 없습니다. 당뇨 진단을 처음 받았을 때는 보통 2주 정도 입원 치료를 권고하는데, 이때 식이요법과 치료제 등을 제대로 배우는 것이 좋습니다.

이시형 체질량지수(BMI)* 기준도 조금 여유롭게 보는 게 좋아요. 젊은 사람 기준으로는 BMI 18.5~24.9kg/m²를 정상이라 보지만, 중년 이후에는 체중을 지나치게 빼는 것이 오히려 해롭습니다. 나이가 들면 근육량이 줄고 기초대사량도 떨어지기 때문에, 무리하게 살을 빼면 근감소증이나 골다공증 위험이 커집니다.

그래서 BMI는 26 정도를 유지하는 게 오히려 건강에 유리하다고 봅니다. 이 점은 많은 임상 연구학자들이 공통으로 실증한 결론이기도 해요. 하나 덧붙이자면, 체중만 줄이려고 하지 말고 근육량을 유지하는 데 더 집중해야 해요. 적절한 지방과 근육 비율을 유지해 건강한 체성분을 만드는 것이 매우 중요합니다.

윤방부 BMI도 사실 서양 기준을 들여온 겁니다. 서양인들

---

* BMI 공식: $BMI = \dfrac{몸무게(kg)}{키(m) \times 키(m)}$

은 BMI 25 이상이면 비만이지만, 우리나라 사람들에게 그대로 적용하는 건 무리가 있어요. 그래서 BMI나 혈압, 혈당 같은 수치는 절대적인 잣대가 아니라 참고 기준으로 삼아야 합니다. 개인의 상태에 맞게 유연하게 적용하는 것이 중요해요.

이시형 미국에서는 BMI 30도 괜찮다고 하죠. 특히 75세를 넘기면 개인차가 훨씬 커집니다. 같은 80대라도 어떤 사람은 혈압이 조금 높아도 아주 건강한 반면, 혈압이 낮아도 건강 상태가 나쁜 사람이 있어요. 그러니까 이 나이대에서는 표준화된 처방보다는 개인별 맞춤 처방이 정말 필요합니다. 그리고 실제로 비만이 아닌데도 살을 더 빼야 한다고 생각하는 한국인이 무려 78%나 됩니다. 세계에서 한국인이 제일 심해요. 지나치게 외모에 집착하다 보면 오히려 건강을 해칠 수 있다는 점을 꼭 기억해야 합니다.

윤방부 콜레스테롤 수치도 낮을수록 무조건 좋은 것이 아닙니다. 개인의 신체 조건에 따라 조절해야 해요. 보통 총콜레스테롤 수치는 180mg/dL 정도가 가장 좋다고 합니다. 그 이유는 180 이상이면 혈관을 막을 가능성이 높아지고, 180 미만이면 출혈 경향이 있기 때문이에요. 하지만 이것도 어디까지나 일반적인 기준일 뿐이고, 사람마다 다를 수 있습니다.

5장

건강에 대한
태도와 질문을 바꿔라

내 삶은 건강과 조화를 이루고 있나요?

건강 정보가 넘쳐납니다. 어떤 음식이 면역을 높이고, 어떤 운동이 지방을 잘 태운다고 너도나도 줄줄 이야기합니다. 하지만 그 많은 지식이 건강을 지켜주지는 않습니다. 많은 이들이 건강을 이야기하지만, 정작 '진짜 건강'은 잘 이야기되지 않습니다.

누군가는 홍삼을 챙기고, 누군가는 블루베리에 집착합니다. 어떤 이는 약 없이 살아보겠다며 극단적인 해독 요법을 시도하고, 또 어떤 이는 거꾸로 매달리기 동작을 '비법'이라 믿습니다. 이렇듯 건강 지식은 넘쳐나지만, 가짜도 많습니다.

윤방부·이시형 박사는 말합니다. "건강에는 왕도가 없습니다." 특별한 음식 하나, 운동법 하나, 약 하나가 모든 걸 해결해 주지 않는다고요. 건강은 유전, 체질, 생활환경이 어우러진 매우 개인적인 문제입니다. 그래서 두 분은 강조합니다. "이걸 먹으면 낫는다"라는 식의 단순한 공식이 바로 건강의 적이라고요.

사람들은 여전히 묻습니다. "무슨 운동이 제일 좋나요?" "어떤 음식이 몸에 좋은가요?" 하지만 두 분은 단호히 말합니다. 질문을 바꿔야 한다고요. "지금 내 몸은 어떤 이야기를 하고 있나요?" "내 삶은 건강과 조화를 이루고 있습니까?"

지식의 의사와 지혜의 의사

● 두 분은 워낙 이름난 의사이다 보니 어디를 가든 건강에 관한 질문을 많이 받으실 것 같습니다. 특히 자주 받으시는 질문에는 어떤 것들이 있습니까?

윤방부 "어떤 음식이 몸에 좋은가요?"라는 질문입니다. 사실 의사 입장에서 보면 음식의 종류가 건강에 미치는 영향은 생각만큼 크지 않아요. 건강보조식품에 대한 관심도 지나칠 정도입니다. 철분, 비타민A부터 D까지 온갖 영양제에 대해 하나하나 물어옵니다. 약에 대해서도 마찬가지예요. "이 약이 좋다는데 정말인가요? "누구는 먹는다는데 나도 먹어야 할까요?" 이런 질문들이 참 많습니다.

<u>이시형</u> 저도 가장 많이 받는 질문이 "어떤 음식을 먹으면 건강에 좋습니까?"입니다. 그런데 이 질문 자체가 건강의 본질을 벗어나 있습니다. 특별한 음식 하나가 사람을 건강하게 만들어주지는 않기 때문이에요. 중요한 건 전체 식단의 균형과 질입니다. 제철에 맞는 다양한 음식을 신선하게 조리해 꾸준히 먹는 것이 핵심이에요. 특정 음식에만 집착하기보다는 내 식생활 전반을 돌아보고 점검하는 태도가 필요합니다.

<u>윤방부</u> 우리나라 사람들은 언제나 특효약과 정답을 원해요. 하지만 건강이라는 건 단편적인 지식이나 한두 가지 행동으로 만들어지는 게 아닙니다. 특별한 음식이나 약보다는 평소 생활 습관을 점검하고 기본을 잘 지키는 게 훨씬 중요합니다.

<u>이시형</u> 결국 건강에 대한 잘못된 질문들은 '비법'을 찾으려는 태도에서 비롯됩니다. 저는 질문을 이렇게 바꿔보면 좋겠다고 생각해요. "이 음식이 좋나요?"가 아니라 "내 식단은 균형 잡혀 있나요?" "최고의 운동은 무엇인가요?"가 아니라 "내가 꾸준히 할 수 있는 운동은 뭔가요?" 이렇게 물어보는 게 건강한 삶의 진짜 출발점이라고 생각합니다.

● **건강에서 왕도(王道)를 찾으려는 태도는 일견 당연해 보이기도 합니다. 하지만 이렇게 '특별한 한 가지 해답'을 찾으려는 태도가 실제로는 어떤 위험이나 함정을 내포하고 있을까요?**

이시형 왕도를 찾으려는 사람들은 단기간의 성과에 집착합니다. 그리고 실패하면 "나는 왜 이것도 못 하지?" 하며 자신을 비난해요. 이런 태도는 몸뿐 아니라 정신 건강마저 해칩니다. 대표적인 예가 극단적인 다이어트입니다. 건강을 위해 체중을 줄이겠다는 의도 자체는 좋지만, 단기간에 효과를 보려는 욕심이 문제예요. 실제로 2주 동안 '물만 마시는 다이어트'를 한 분이 있었는데, 체중은 줄었지만, 근육이 빠지고 면역력이 떨어져서 작은 감염에도 크게 고생했어요. 건강한 다이어트는 장기적인 생활 습관의 변화로 달성하는 겁니다.

윤방부 저도 늘 말합니다. "건강에는 왕도가 없다." 건강해지려면 무엇보다 잘 태어나야 합니다. 유전이 가장 큰 영향을 미치기 때문이에요. 그다음은 본인의 생활 습관인데, 여기엔 한 가지 길만 있는 게 아니에요. 예를 들어 술이 건강에 해롭다고들 하지만, 어떤 사람에겐 오히려 기분을 풀어주는 해방구가 될 수 있거든요.

의사들이 흔히 "술, 담배는 무조건 끊어라"라고 하지만, 모든 사람이 같은 기준으로 살아야 할 이유는 없어요. 어떤 사람은 담배를 피우면서 스트레스를 풀고, 술을 마시며 사람들과 어울리는 게 삶의 활력소가 될 수도 있죠. 물론 지나치면 안 되지만, 결국 중요한 건 자신에게 맞는 리듬과 균형을 찾아야 한다는 겁니다.

유전은 바꿀 수 없지만, 생활 습관은 스스로 조절할 수 있어요. 그게 바로 자기 주도적인 건강 관리이고, 건강한 삶으로 가는 진짜 길이라고 봅니다.

이시형 건강이란 건 몸과 마음이 조화를 이뤄가는 지속적인 과정이지 지름길이란 없어요. 그래서 저는 늘 강조합니다. "자기 자신에게 친절하세요. 몸과 마음이 변하는 데는 시간이 필요합니다." 무엇보다 중요한 건 꾸준하고 현실적인 접근이에요. 스스로 즐기면서 할 수 있어야 오래 갑니다. 특별한 해답을 찾으려 하기보다는 일상의 기본을 성실이 지켜나가는 게 진짜 건강입니다.

아직도 왕도를 찾으십니까?

● 중년 이후에는 각종 모임에서 건강 이야기가 부쩍 많아집니다. 그중엔 미심쩍은 이야기들도 적지 않은데요. 대표적으로 잘못 알려진 건강 비법이나 근거 없는 정보에는 어떤 것들이 있을까요?

윤방부 말씀드렸듯이 음식에 대한 맹신이 굉장히 심해요. "무슨 음식이 어디에 좋다더라" "뭘 먹으면 병이 낫는다더라", 이런 이야기를 자주 듣습니다. 하지만 현대의학은 증거 중심의 의학이에요. 근거 없는 속설이나 잘못된 정보는 오히려 건강을 해칠 수 있어요.

우리나라에는 유독 건강 속설이 많습니다. 아마 세계에서 가장 많을지도 몰라요. 역사적으로 가난하게 살아온 데다 과학

❝
결국 건강에 대한 잘못된 질문들은
'비법'을 찾으려는 태도에서 비롯됩니다.
저는 질문을 이렇게 바꿔보면 좋겠다고 생각해요.
"이 음식이 좋나요?"가 아니라
"내 식단은 균형 잡혀 있나요?"
"최고의 운동은 무엇인가요?"가 아니라
"내가 꾸준히 할 수 있는 운동은 뭔가요?"
이렇게 물어보는 게 건강한 삶의 진짜
출발점이라고 생각합니다.

적 사고가 제대로 자리 잡지 못해서 그럴까요. 살림살이가 조금 나아지면서 많은 정보가 들어왔는데, 이걸 다 진짜인 줄 알고 무조건 쫓아다니는 겁니다.

이시형   그래요. 특정 음식에 대한 과도한 일반화가 정말 심각합니다. "홍삼이 면역력에 좋다" "블루베리가 눈 건강에 좋다"는 말은 일견 사실일 수 있어요. 하지만 문제는 마치 모든 사람에게 똑같이 좋다는 식으로 과장된다는 겁니다. 사람마다 체질이 다르고 흡수와 대사 능력도 달라서 어떤 사람에게는 오히려 부작용이 생길 수도 있거든요.

모든 음식이나 운동이 모든 사람에게 다 좋을 수는 없어요. 예를 들어 많은 사람에게 유제품은 칼슘 섭취에 도움이 되지만, 유당불내증이 있는 사람에게는 오히려 위장 장애를 일으킬 수 있잖아요.

윤방부   심지어 뼈 국물을 먹으면 골다공증이 없어진다고 믿는 분들도 많아요. 하지만 음식물이 위장에서 어떻게 소화되는지만 알아도 뼈 국물이 그대로 뼈로 가지 않는다는 건 알 수 있잖아요. 도가니탕을 먹으면 관절이 좋아진다는 말도 마찬가지죠. 이런 식의 단순한 연결은 위험합니다.

음식 말고도 잘못된 속설이 많습니다. "사우나를 하면 혈액순환에 좋다" "피부를 두드리면 혈액순환이 잘돼서 노폐물이 빠진다" 같은 온갖 이야기들이 많잖아요. 그런데 과학적으로 따져보면 혈액순환은 원래 잘 되게 우리 몸이 설계돼 있습니다. 피부를 일부러 때린다고 피가 더 잘 도는 건 아니에요. 어떤 사람은 이상한 물을 마시면서 독소를 뺀다고 주장해요. 심지어 소변을 마시는 사람도 봤습니다. 소변은 우리 몸이 내보내는 노폐물인데, 그걸 다시 먹는다는 건 정말 상식 밖의 일입니다.

그 외에도 황당한 사례들이 많습니다. 한 번은 어떤 분이 나를 쫓아와서 "병은 몸 안의 독 때문에 생기는데, 트림을 하면 그 독이 빠져나간다"라며 일부러 트림을 자주 한다고 자랑하더군요. 정말 어이가 없는 이야기죠. 어떤 분은 "물구나무를 서면 병이 낫는다"라며 하루에도 몇 번씩 힘들게 물구나무를 선다고 해요. 하지만 뇌동맥류가 있는 사람이 물구나무를 서면 뇌혈관이 터져 사망할 수도 있어요.

한국은 대학 진학률이 세계 1위인데, 이상하게 건강 문제만 나오면 과학적 사고가 사라져요. 너무 단순하게 믿어버리는 태도는 문제입니다.

이시형 운동도 마찬가지입니다. 고강도 운동이 어떤 사람에게는 활력을 주지만, 관절염 환자에게는 오히려 해가 될 수 있어요. 건강법은 개인화되어야 합니다. 건강은 절대 보편적인 비법으로 관리되지 않아요. 각자의 체질, 유전, 환경이 다르니까요. "특별한 방법을 찾기보다 나에게 맞는 방식을 찾으세요." 제가 항상 강조하는 말입니다. 건강은 자기 자신을 잘 이해하고, 그에 맞는 식습관과 운동, 생활 리듬을 꾸준히 지켜가는 데서 옵니다.

● **이처럼 정보가 넘쳐나는 시대에 무엇이 정말 믿을 만한지, 어떤 정보를 따르는 것이 안전하고 도움이 될지 구분하는 방법이 있을까요?**

<u>이시형</u> 가장 먼저 점검해야 할 것은 "이 정보가 나에게 맞는가"입니다. 말씀드렸듯이 건강 정보는 결코 모두에게 똑같이 적용되지 않습니다. 개인의 체질, 나이, 병력, 생활 습관에 따라 효과와 적합성이 모두 달라요. 어떤 사람에겐 채식이 도움이 되지만, 다른 사람에게는 영양 불균형을 초래할 수도 있습니다. 정보를 접하면 "이 방법이 내 몸과 상황에 맞는가?"라는 질문을 반드시 던져야 합니다.

또한 과학적 근거가 있는 정보만 따라야 합니다. 단순히 입소문이나 특정 인플루언서의 주장을 맹신하지 말고, 신뢰할 수 있는 연구 결과나 전문가의 검증된 말을 바탕으로 정보를 선택해야 합니다. 어떤 음식이 좋다고 하더라도, 어떤 근거에서 나온 이야기인지 의심해 봐야 해요. 근거 없는 정보

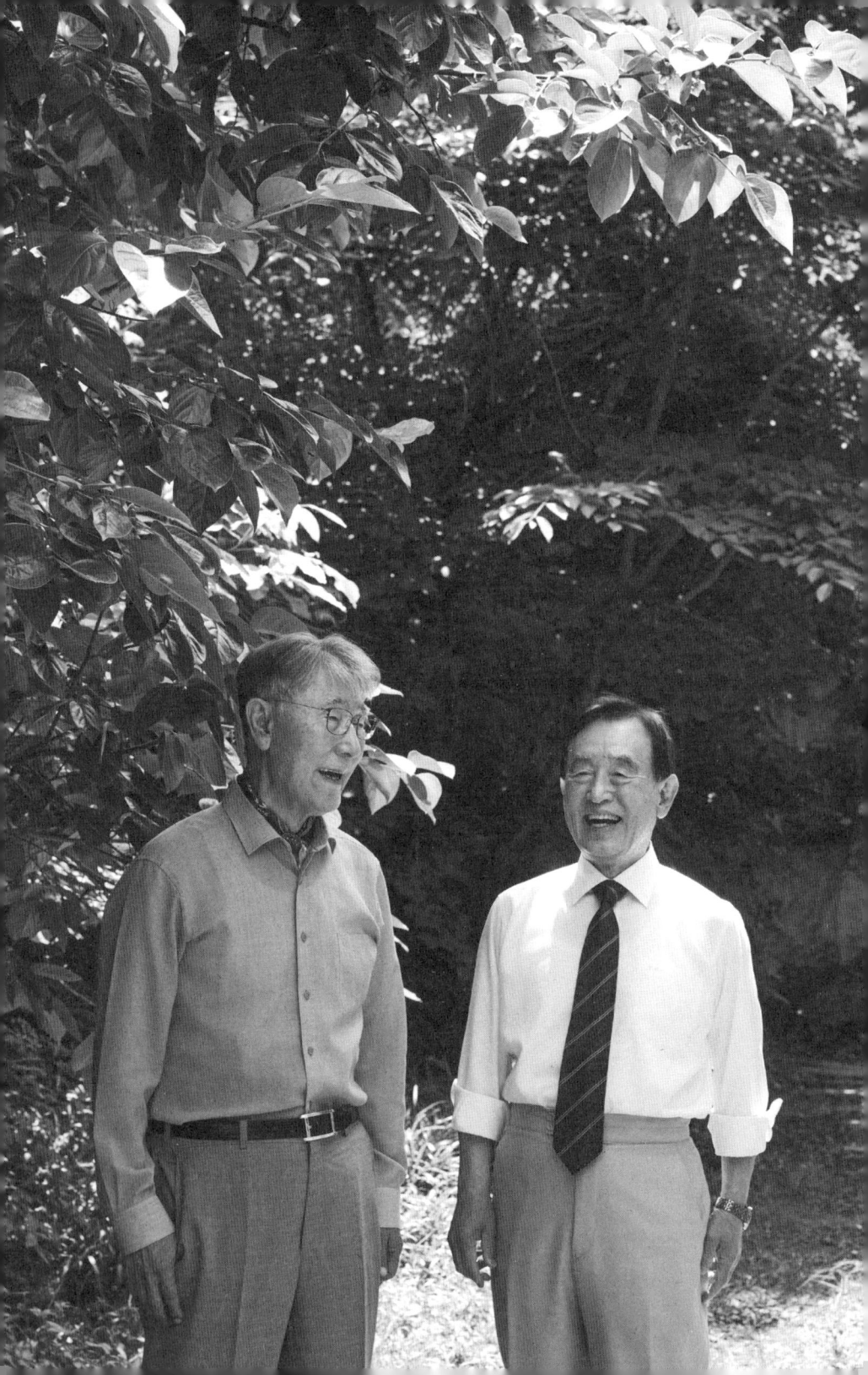

에 휘둘리지 않는 것이 건강을 지키는 기본입니다.

윤방부 "유기농을 먹어야 한다" "소식을 해야 한다" "채소만 먹는 게 좋다" "흰쌀·설탕·소금 같은 3백(白)을 피하라", 별별 얘기가 넘쳐납니다. 정작 소식하고 풀만 먹으면서 기운 없이 지내다 죽으면 무슨 소용입니까. 인생은 먹기 위해 사는 것이지, 굶어 죽으려고 사는 게 아니잖아요. 결국 중요한 것은 감사하는 마음으로 다양한 음식을 골고루, 적당히 먹는 겁니다. 그게 답입니다.

이시형 건강의 핵심은 사실 이미 우리가 잘 알고 있는 상식에 있습니다. 잘 자고, 세 끼 골고루 먹고, 꾸준히 움직이는 것. 이 세 가지를 꾸준히 지키는 것이 중요해요. 건강은 알고 있는 것을 행동으로 옮기는 데서 시작되는 겁니다.

윤방부 약도 마찬가지예요. 우리나라 약 소비량이 세계 5위입니다. 그런데 독이 없는 약은 없어요. 예전에는 약을 귀하게 여기며 정성을 다해 절을 하고 먹었지만, 요즘은 몸에 좋다고 하면 아무 생각 없이 먹어요. 심지어 서로 약을 빌리거나 꿔주기도 하고, 처방받은 약을 임의로 반 알로 줄여 먹거나 두 알로 늘려 먹는 경우도 흔합니다.

이시형 이처럼 약에 대한 잘못된 개념은 오히려 건강을 크게 해칠 수 있어요.

윤방부 제가 반복해서 강조하지만, 우리나라에는 정말 별별 건강 미신이 많아요. 제가 사우나실에서 체조를 하면 친구들이 "야, 그거 유행되겠다"라며 말립니다. 제가 의사니까 사람들이 따라 할까 봐 걱정된다는 거예요. 어떤 사람은 사우나실에서 학처럼 한 발로 서는 동작을 20년간 해왔다며 "이게 건강의 비결입니다"라고 자랑하더군요. 그래서 제가 농담 삼아 "거북이처럼 뒤집었다 섰다 하세요. 학은 100년을 살지만 거북이는 200년을 산다잖아요"라고 말해줬어요. (웃음)

음식도 저는 국제화해야 한다고 생각해요. 한식만 고집할 필요가 없습니다. 프랑스 음식이든 멕시코 음식이든 다양하게 먹을 수 있어야 사회생활에도 도움이 되지요. 햄버거를 예로 들자면, 햄버거는 서양식 비빔밥입니다. 고기, 계란, 빵, 채소가 골고루 들어있거든요.

결국 우리가 음식을 왜 먹는지를 생각해 봐야 해요. 저는 인간은 먹기 위해 산다고 봅니다. 한국 속담에 "먹고 죽은 귀신은 때깔도 곱다"라는 말도 있잖아요. 사실 우리나라가 비만이 그렇게 심각하다고는 생각하지 않아요. 미국에 가보면 한국 사람들의 비만 정도는 정상 범주에 속합니다. 미국인 의사 친구들이 한국에 오면 "비만한 사람이 정말 없다"라며 감

이시형 윤 박사님 말씀에 동감하지만, 극단적인 방법은 해로울 수 있어요. 요즘 고등학생들을 보면 밤 9시, 10시에 집에 돌아와 배가 고프니까 패스트푸드를 마음껏 먹습니다. 그러다 보니 고등학생들의 비만율이 20%를 넘어가요. 우리 조상 때부터 오랜 세월 먹어온 음식들이야말로 우리 체질에 가장 잘 맞는 음식인데, 지금은 서구화된 식습관이 우리 유전인자에 맞춰지지 않은 상태라 건강을 위협하고 있는 셈입니다.

물론 음식을 다양하게 즐길 수는 있어요. 다만 요즘 '맛집' 음식들은 건강과는 조금 거리가 있습니다. 맛을 내려면 설탕, 소금, 인공 조미료, 이 세 가지가 꼭 들어가야 하니까요. 클린턴 정부 시절 미국에서도 설탕과 소금을 줄이는 캠페인이 있었습니다. 그때 미국 주부들 사이에서 이웃인 한국 주부들에게 양념하는 방법을 배우는 클래스가 아주 인기였어요.

윤방부 저는 음식의 종류에 너무 집착할 필요는 없다고 생각합니다. 당뇨병 환자라고 해서 꼭 현미나 보리밥을 먹어야 하는 것도 아니에요. 음식은 종류가 달라도 본질적으로는 큰 차이는 없습니다.

이시형 근본적인 것은 생활 습관입니다. 저는 우리가 부유한 나라에 살게 됐다는 것이 건강에 더 유리하다고 보지 않아요. 오히려 과잉 소비와 편리함 때문에 건강을 해칠 위험이 커졌습니다. 게다가 부자 나라일수록 기술과 의료에 의존하다 보니, 스스로 건강을 관리하려는 노력이 줄어듭니다. 운동 대신 약에 의존하고, 자연과 멀어진 생활을 하다 보면 몸과 마음이 함께 병들어 갑니다. 자연 속에서 보내는 시간은 건강에 아주 중요한데 말이에요.

밤 12시에 자갈을 들고 뛴 사연

● 중년이 되면 누구나 건강 관리에 대한 고민이 깊어집니다. 중년 이후의 건강 관리는 이전과 비교해 어떤 점이 달라져야 하고, 특히 어떤 부분을 더 신경 써야 할까요?

이시형 건강에 대한 태도와 습관이 앞으로의 건강을 결정합니다. 건강이라는 건 단기간에 어떤 특별한 방법으로 이룰 수 있는 게 아니에요. 오히려 오랜 시간 동안 내 몸을 아끼고 돌보는 마음이 쌓여서 만들어지는 거죠. 저는 "건강은 마라톤이다"라고 생각합니다. 많은 사람들이 건강을 단기 프로젝트처럼 여기는데, 사실은 꾸준히 지켜나가야 하는 긴 여정이에요.

호모헌드레드 세대는 노화가 본격적으로 시작되는 시기이기도 하지만, 동시에 건강을 되찾고 잘 유지할 수 있는 마지막 기회이기도 합니다. 이때부터라도 생활 습관을 바꾸면 충분히 달라질 수 있어요.

윤방부 맞습니다. 건강은 누구도 대신 챙겨줄 수 없어요. 사람들이 흔히 회사 일이 바쁘다거나 가정사 때문에 운동할 시간이 없다고 말하지만, 사실 그건 핑계에 불과해요. 저는 40세부터 하루에 10km씩 달리기를 시작했는데요. 이후에 7km로 줄였고 요즘도 5~6km를 달립니다. 제가 특별하다는 게 아니라, 결국 건강은 스스로 챙겨야 한다는 걸 말씀드리고 싶어요.

운동이 어렵다면 식사량을 조절하거나, 각자 자신에게 맞는 방식대로 건강을 관리해야 합니다. 제가 중년이었을 때는 시간이 부족해서 밤 12시에 밖에 나가 달리기도 했어요. 개들이 쫓아올까 봐 자갈을 손에 쥐고 뛰었던 적도 있습니다.(웃음) 조금 우스운 이야기지만, 그렇게 해서라도 내 몸을 돌보는 습관을 들이는 것이 중요하다는 뜻이에요.

이시형 그 말씀에 저도 크게 공감합니다. 다만 운동은 어디까지나 건강 수명을 늘리기 위해 하는 거지, 무리하면 오히려 몸을 해칠 수 있으니 유의해야 해요. 사람마다 관절이나

> 운동은 습관이 되어야 오래 할 수 있어요.
> 저는 운동은 오히려 중독이 돼야 한다고 생각합니다.
> 물론 술이나 담배 같은 중독은 피해야 하지만,
> 운동은 중독이 되면 좋은 거예요. 습관이 자리 잡으면
> 어느 순간부터 안 하면 허전하고 몸이 찌뿌둥해서
> 저절로 하게 되거든요. 운동을 한번 멈추고
> 3주쯤 지나면 다시 시작하기가 정말 어려워요.
> 그래서 멈추지 않고 꾸준히 이어가는 게
> 무엇보다 중요하다고 봅니다.

체력 상태가 달라서 자기 몸에 맞는 강도와 방식으로 조절하는 게 중요합니다. 윤 박사님처럼 하루 5~6km를 달리는 것도 물론 좋지만, 모든 사람이 그럴 필요는 없어요. 꾸준히 걷기만 해도 좋고, 가벼운 스트레칭이라도 계속 이어가는 게 중요합니다.

윤방부 운동은 습관이 되어야 오래 할 수 있어요. 저는 운동은 오히려 중독이 돼야 한다고 생각합니다. 물론 술이나 담배 같은 중독은 피해야 하지만, 운동은 중독이 되면 좋은 거예요. 습관이 자리 잡으면 어느 순간부터 안 하면 허전하고 몸이 찌뿌둥해서 저절로 하게 되거든요. 운동을 한번 멈추고 3주쯤 지나면 다시 시작하기가 정말 어려워요. 그래서 멈추지 않고 꾸준히 이어가는 게 무엇보다 중요하다고 봅니다.

이시형 저는 일부러 시간을 내서 운동하지는 않아요. 대신 생활 구조 자체를 많이 움직일 수 있게 만들어 놓았습니다. 운동도 하기 싫은 걸 억지로 하려고 하면 오래 못 가거든요. 예를 들어 역세권 아파트는 편리하긴 하지만, 그만큼 걷는 양이 줄어듭니다. 그래서 집은 지하철역에서 15분 정도는 걸어야 도착할 수 있는 위치가 더 좋다고 생각해요. 앞서 이야기했듯이 김형석 교수님도 물 한 잔을 마시러 2층에서 1층으로 내려가도록 주거 공간을 배치하셨잖아요.

예전에 제 환자 중에 한 발레리나가 있었는데요. 아이 둘을 낳고 살이 많이 쪄서 우울증까지 겪고 있었어요. 아무리 운동하고 식이조절을 해도 효과가 없다고 하더라고요. 그래서 제가 엘리베이터가 없는 4층 집으로 이사하라고 권했습니다. 정말 제 말대로 했는데, 남편과 함께 1년쯤 계단을 오르내리며 자주 움직이다 보니 원래 몸무게로 돌아왔다고 해요. 그 부부가 저에게 고맙다고 인사하던 기억이 아직도 생생합니다. 그만큼 생활 구조를 바꾸면 운동 효과가 정말 커집니다. 이렇게 의식적으로 생활을 설계해 두지 않으면, 운동이나 활동은 금세 흐지부지되기 쉬워요.

윤방부 그런 방식도 정말 좋다고 생각합니다. 하지만 요즘 사람들은 일부러 불편함을 만드는 걸 무척 싫어하잖아요. 가능하면 편하고 쉽게 하려다 보니, 운동을 생활 속에 녹여내는 일이 말처럼 쉽지 않습니다. 그래도 그걸 의식적으로 실천하려는 태도가 필요하다고 봐요.

이시형 그래서 저는 일부러 '의도된 불편함'을 생활에 넣으려고 노력해 왔습니다. 제가 강원도 홍천에 선마을 힐리언스(이시형 박사가 설립한 자연 치유형 웰니스 리조트)를 만들 때도 일부러 똑바른 길을 두지 않았어요. 사람들을 조금이라도 더 걷게 하려는 의도였습니다.

억지로 운동하려고 하면 어렵지만, 생활 속에 자연스럽게 들어오게 하면 가능해집니다. 예를 들어 텔레비전 리모컨만 치워도 하루에 몇 번은 더 일어나서 걷게 되지요. 점심 약속도 일부러 걸어서 15분 이상 걸리는 곳으로 정하면, 그 자체가 운동이 됩니다.

윤방부 저도 요즘은 아주 여유롭게 운동합니다. 예전에는 밤 12시라도 꼭 나가서 뛰었지만, 지금은 숫자에 연연하지 않고 편안하게 운동합니다. 한 시간에 5~6km 정도 가볍게 뛰거나 걸어도 300~350칼로리가 소모됩니다. 운동이 지루해지면 운동 방법이나 장소를 바꿔보는 것도 괜찮은 전략이에요. 어쨌든 멈추지만 않으면 되는 겁니다.

운동을 너무 심하게 한다고 무조건 좋은 것도 아닙니다. 하버드대에서 졸업생 5만 명을 3그룹으로 나눠 건강 상태와 수명을 연구했는데, 운동을 하지 않는 그룹과 하는 그룹 사이에는 차이가 있었지만, 운동을 조금 하는 그룹과 심하게 하는 그룹 사이에는 건강 상태와 수명에 큰 차이가 없었다고 합니다. 그러니까 무리할 필요는 없어요.

이시형 우리는 지금 너무 편하게 살고 있어요. 지금까지는 평균 수명이 꾸준히 늘어났지만, 앞으로도 계속 그럴지는 모르겠어요. 요즘 젊은 세대는 너무 편리한 환경에서 살다 보니 오히려 건강에 해가 되는 경우도 많습니다. 게다가 스트레스도 많잖아요. 잘 산다는 건 어쩌면 스트레스도 그만큼 많다는 뜻이기도 합니다.

윤방부 호모헌드레드 세대는 자기만의 건강 습관을 꼭 만들어야 해요. 건강은 누군가가 대신 만들어주는 것이 아니라, 스스로 실천해서 지켜나가는 것이니까요. 요즘은 의학과 과학이 많이 발달해서 도움받을 방법도 다양해졌지만, 결국 내 건강은 내가 챙겨야 합니다. 나만의 건강 습관을 만들어 꾸준히 실천하는 것이 가장 좋은 방법이에요.

주차는 멀리! 계단아, 반갑다!

- 100세 시대를 살아가는 호모헌드레드 세대에게 꼭 권하고 싶은 건강 습관이 있습니까? 누구나 쉽게 실천할 수 있으면서도 효과적인 방법이 있다면 말씀해 주세요.

이시형 중년에 건강 습관을 만드는 게 왜 중요한지를 먼저 말씀드리자면요. 젊을 때는 잘못된 식습관, 운동 부족, 수면 부족 같은 문제가 바로 드러나지 않습니다. 그런데 중년 이후에는 이런 잘못된 습관들이 쌓이고 쌓여 결국 고혈압, 당뇨, 고지혈증 같은 대사증후군으로 나타날 가능성이 높아집니다.
운동 부족은 근감소증이나 골다공증을 더 악화시키고, 수면 부족은 면역력 저하나 인지 기능 저하로 이어질 수 있어요. 젊을 때부터 꾸준히 건강 관리를 하는 것이 가장 좋지만, 50세 이후라도 올바른 습관을 새로 들이면 건강 상태를 충분히 개선할 수 있습니다.

윤방부 무엇보다 자연스러운 생활 습관이 중요해요. 먹을 때 먹고, 잘 때 자고, 놀 때 놀아야 해요. 식사는 음식 종류를 따지는 것보다 골고루 먹느냐가 핵심입니다. 의학적으로 보면 많이 먹느냐 적당히 먹느냐의 문제이지, "이걸 먹어라, 저걸 먹지 마라" 하는 건 오히려 중요하지 않아요. 탄수화물 5, 지방 3, 단백질 2의 비율로 먹으라고 하는데, 그게 사실 현실적으로 쉽지 않고 굳이 그렇게 먹을 필요도 없어요. 그냥 고기, 밥, 채소를 골고루 적당히 먹으면 충분합니다.

이시형 나이가 들수록 습관을 바꾸는 게 더 어려워지기 때문에 가능한 한 빨리 시작하는 게 중요합니다. 염분이나 당 섭취를 조금씩 줄이고, 하루 30분이라도 걷고, 수면시간을 일정하게 유지하는 것처럼 소소한 것부터 실천하는 게 좋아요. 이렇게 작은 변화들이 쌓여 큰 차이를 만들고, 결국 더 건강한 중년 이후를 준비하는 데 도움이 됩니다.

윤방부 식사든 운동이든 즐겁게 하는 게 중요해요. 주부들에게 운동을 권하면 "집안일을 많이 해요"라고 대답하는 경우가 많은데, 노동은 운동이 아닙니다. 모든 사람이 노동을 항상 즐거운 마음으로 하는 건 아니거든요.

운동에 대해 하나 더 강조하고 싶은 것은 운동의 종류에 너무 연연하지 말라는 겁니다. 어떤 학자들은 나이 들면 무산소 70%, 유산소 30% 비중으로 운동을 하라고도 하지만, 저는 "하고 싶은 대로 하라"고 말해요. 뭘 하든 습관으로 만들어 즐기는 게 중요합니다. 자전거를 타든, 걷든, 헬스클럽에 가든, 핵심은 꾸준히 즐겁게 하는 겁니다.

물론 특별한 경우도 있어요. 비만이나 당뇨 때문에 꼭 운동해야 하는 사람에게는 시속 6.5km 속도로 1시간 동안 걷기를 권합니다. 하루에 300칼로리 정도를 소모하는 거예요. 우리가 하루에 일상적인 활동을 하면 300칼로리가 남는데, 그걸 걷기로 빼주자는 것이죠. 하지만 이런 특별한 목적이 없는 사람들이라면 걷기 자체를 꾸준히 즐기면 됩니다.

이시형 백화점이나 공원에 가보면 사람들이 대부분 출입구나 엘리베이터와 가까운 곳에 주차하려고 기를 씁니다. 저는 건강 강의를 할 때마다 사람들에게 이렇게 합창하라고 권합니다. "주차는 멀리! 계단아, 반갑다!"

윤방부 제가 20년쯤 전에 한국워킹협회를 만들어 걷기 운동을 알리기 시작했어요. 여의도를 비롯해 전국 곳곳에서 대회도 열었고요. 그때 어떤 분이 그러더군요. "걷는 것은 신의 은총이다." 정말 좋은 표현이라고 생각합니다.

걷기에는 6S 원칙이 있어요. 신발(shoes), 속도(speed), 강도(strength), 표면(surface), 구조(structure), 스트레칭(stretching)입니다. 신발은 불과 함께 인류의 두 위대한 발명이라 할 정도로 중요합니다. 좋은 신발을 신어야 걷기도 제대로 할 수 있어요. 팔자걸음이든 뭐든 일단 걷기 시작하세요. 시간이 지나면 자연스럽게 보폭이나 팔 흔드는 방법을 신경 쓰게 됩니다. 처음부터 복잡하게 생각하지 말고 습관부터 들이는 게 핵심이에요. 걷기에 좀 익숙해진 다음에 이론적이고 과학적인 걷기 방법을 제대로 배워 실천하면 됩니다.

이시형 중년 이후에는 치료보다 예방이 훨씬 중요하다는 점을 꼭 강조하고 싶습니다. 건강을 잃고 나서야 습관을 바꾸려고 하는 사람들이 많은데, 사실은 애초에 예방하는 게 훨씬 쉽고 비용도 적게 듭니다. 고혈압이나 당뇨병이 생긴 뒤에 약을 먹기 시작하면 혈관이나 신장 기능을 원래대로 되돌리는 게 어렵거든요.

윤방부 건강검진도 습관처럼 해야 합니다. 1,000만 원짜리 검진했다고 자랑하는 사람이 있는데, 그런 건 별 의미가 없어요. 기본적인 검진을 자기 형편에 맞게 정기적으로 받으면 됩니다. 그게 진짜 건강을 지키는 방법이에요.

이시형 저는 신경정신과 의사니까 한 가지를 더 강조하고 싶어요. 바로 스트레스 관리입니다. 스트레스는 인간이 살아 있다는 증거라 완전히 피할 수는 없어요. 중요한 건 스트레스를 어떻게 받아들이느냐입니다. 스트레스를 '생활의 활력소'로 생각하면 오히려 긍정적인 에너지가 되고, "나 스트레스 때문에 죽겠다"라고 생각하면 진짜 병이 됩니다. 스트레스를 잘 관리하는 것도 습관이 되지 않으면 어렵습니다.

윤방부 맞습니다. 저도 환자들에게 "노래를 하루 50분쯤 불러보세요"라고 말합니다. 노래를 못한다고 하면 애국가라도 부르라고 합니다.(웃음) 노래를 부르며 숨을 뱉어내다 보면, 굉장히 긍정적인 기운이 생기면서 기분이 밝아집니다.

이시형 운동을 비롯한 다양한 활동이 스트레스를 줄여줍니다. 가장 중요한 건 작은 것이라도 꾸준히 하는 거예요. '계속의 힘'은 굉장히 큽니다. 윤 박사님 말씀처럼 저도 '적당히'라는 말을 참 좋아합니다. 의사들은 적당히 하라고 말할 순 없으니 보통 표준 횟수나 강도 같은 수치를 이야기하는데, 거기에 너무 얽매이지 말고 적당히 하는 게 좋습니다.

습관을 함께 할 도반이 있다면

● 두 분께서 강조하신 것처럼 건강한 습관을 만들고 꾸준히 실천해야 한다는 것을 잘 알지만, 막상 마음 먹어도 지속하기가 쉽지 않습니다. 좋은 방법이 있을까요?

이시형 윤 박사님이 여러 사람이 모여서 걷는다고 하셨는데, 운동을 같이 할 친구를 만드는 것이 참 중요합니다. 운동 습관이 좋은 줄은 알아도 혼자서는 잘 안 하게 되거든요. 그런데 여러 사람이 어울려서 같이 하면 훨씬 쉽게 지속할 수 있어요.

절에 가면 함께 도를 닦는 친구를 '도반(道伴)'이라고 부르는데, 저는 그 말을 참 좋아합니다. 길을 걷는 데도 반려가 되는 도반을 만들면, 이야기도 나누고 서로 정보도 주고받으며 자연스럽게 생활 속에서 운동을 이어갈 수 있습니다.

윤방부 각종 속설에 너무 쉽게 흔들리지 말아야 합니다. "맨발 걷기가 좋다" "뒤로 걷기가 좋다", 여러 이야기가 많지만 꼭 그렇게 할 필요는 없습니다. 굳이 책이나 TV 프로그램에서 특별한 지식을 얻으려 할 필요도 없고요. 특히 요즘 인터넷에는 극단적인 방법들이 많이 나오는데, 그런 걸 무작정 따라 하는 건 금물입니다.

또 운동할 때 "몇 회를 해야 한다, 몇 세트를 해야 한다"라고 횟수나 강도에 집착하지 말아야 합니다. 그런 걸 의식하기 시작하면 자기 스스로 굴레를 만들어 운동이 점점 더 힘들어져요. 과유불급(過猶不及)이라는 말이 정말 맞아요. 단번에 효과를 보려는 욕심은 좋지 않습니다.

이시형 그래요. 절대로 욕심을 내서는 안 됩니다. 운동은 자기가 하고 싶은 만큼, 편한 만큼 해야 합니다. 운동은 스트레스를 풀기 위해 하는 거지, 운동 때문에 스트레스를 받아서는 안 됩니다. 억지로 무리해서 운동하려고 하면 오히려 몸에 해가 될 수 있어요.

요즘 맨발로 걷는 분들이 많아졌는데, 꼭 말씀드리고 싶은 게 있어요. 맨발로 걷고 싶다면 반드시 파상풍 예방주사를 맞아야 해요. 파상풍에 걸리면 약도 없습니다. 그러니 아무 데서나 맨발로 걷는 건 위험할 수 있어요. 그래서 저는 오히려 좋은 쿠션이 들어간 양말과 신발을 신으라고 권하고 싶습니다.

6장

평생 현역을 지키는 3가지 힘, 뇌력·체력·면역력

30년 젊게 사는 뇌와 신체, 면역의 재구성

평생 현역으로 살아가기 위해 반드시 챙겨야 할 세 가지 힘이 있습니다. 바로 '뇌의 힘' '신체의 힘' '면역의 힘'입니다. 즉 뇌력(腦力), 체력(體力), 면역력(免役力)입니다. 두 분 박사님께 물었습니다. "이 세 가지 힘을 젊고 건강하게 유지하려면 어떻게 해야 할까요?" "박사님들께서 이 세 가지 힘을 지켜오신 비결은 무엇인가요?"

이시형 박사는 "뇌는 근육과 같다"라고 말합니다. 쓰지 않으면 퇴화하지만, 자극을 주면 다시 깨어난다고요. 독서나 글쓰기, 외국어 공부, 악기 연주 같은 활동은 뇌를 활성화합니다. 윤방부 박사는 여기에 '관심'이라는 키워드를 더합니다. 사람과 세상, 그리고 삶에 대한 지속적인 관심이 뇌를 움직이게 만든다는 것이죠. 기억력이나 집중력 역시 결국 "마음이 어디에 있는가"에서 출발한다는 것입니다.

아무리 뇌가 젊어도 몸이 따라주지 않으면 현역으로 살아가기 어렵습니다. 중년은 체력의 경계선에 선 시기입니다. 근육량, 심폐 기능, 회복 속도 등 모든 것이 조금씩 떨어지기 시작합니다. 두 박사님이 제안하는 몸을 지키는 실천은 의외로 단순합니다. 자주 몸을 움직이고, 스트레스를 잘 풀고, 충분히 숙면하라고 합니다. 과식하지 않고, 기분 좋게 즐겁게 먹으라고 합니다. 그리고 여기서 멈추지 않고 삶의 의미와 목표를 가질 것을 주문합니다.

면역력은 단순히 '질병에 걸리지 않는 힘' 그 이상입니다. 인간의 독립성과 존엄을 지켜주는 마지막 방어선이기도 합니다. 윤방부 박사의 해법은 명쾌합니다. "잘 자고, 잘 먹고, 잘 쉬고, 잘 웃어라." 이시형 박사는 한 가지를 덧붙입니다. "긍정적인 마음이 면역계를 살리는 가장 강력한 힘이다."

80대의 5%는 40대 뇌 기능을 유지한다

● 뇌의 힘, 즉 뇌력(腦力)의 중요성이 강조되고 있습니다. 뇌력이란 어떤 능력을 말하는 것이며, 우리가 평생 현역으로 살아가기 위해 왜 그토록 중요하게 여겨질까요?

이시형   평생 현역으로 살아가려면 배우고 기억하며 판단하는 능력이 필수적입니다. 어떤 일을 하든, 새로운 도전을 하든, 사람들과 소통하든, 뇌가 제대로 작동해야 뭐든지 가능하니까요. 하지만 나이가 들면서 기억력과 사고력은 자연스럽게 저하되는 것이 사실이에요. 만약 뇌력이 약해지면 일도 지속하기 어려워지고, 사회적 활동에서도 점점 소외될 위험이 커집니다. 그래서 뇌를 단순한 지식의 저장소가 아니라 평생 활용해야 할 도구로 생각하고 잘 관리해야 해요.

뇌는 근육과 같아서 사용하지 않으면 빠르게 퇴화해요. 그래서 평생 현역으로 살아가는 것이 또한 중요합니다. 단순히 TV를 보거나 수동적인 활동만 하게 되면 뇌의 활성도가 떨어지게 되죠. 반대로 새로운 것을 배우고 도전하려는 태도를 유지하면 뇌세포 간의 연결이 강화돼 뇌 기능이 활발해질 수 있어요. 예를 들어 독서나 글쓰기, 악기 연주, 외국어 공부, 퍼즐 맞추기 같은 활동은 뇌를 지속적으로 자극하고 활성화하는 데 도움이 됩니다.

윤방부 생각하고 기억하고 인식하는 모든 기능이 바로 뇌력입니다. 그래서 뇌를 흔히 '튜너', 즉 조절 장치라고 부르기도 해요. 뇌에는 160억 개가 넘는 뇌세포가 존재하지만, 우리가 평생 사용하는 건 고작 1~2%라고 하잖아요. 어떤 사람은 최대 10%를 쓴다고도 하고요. 평균적인 뇌의 부피는 약 1,450cc 정도 되는데, 20세 전후부터 노화가 시작돼 70대가 되면 부피가 20%가량 줄어듭니다. 뇌세포의 수 자체도 줄어들기 때문에 뇌 기능이 저하될 수밖에 없어요. 그러니 뇌 기능을 잘 유지하려는 노력이 필요합니다.

뇌 기능이 빠르게 퇴화하는 사람도 있고, 잘 유지되는 사람도 있어요. 실제 MRI 영상으로 보면, 뇌 표면에는 주름이 있는데 나이가 들수록 이 주름이 얼기설기해집니다. 하지만 뇌를 꾸준히 사용하면 뇌 주름이 정돈된 상태로 유지되면서 뇌 기능도 젊고 건강하게 지속됩니다. 반대로 뇌를 적절히 사용하지 않거나, 흡연이나 음주, 약물 오남용, 만성질환 등에 시달리면 뇌 기능은 급속히 저하될 수 있어요.

이시형 뇌는 하루 24시간 쉬지 않고 일합니다. 잠잘 때조차 꿈을 꾸잖아요. 뇌는 작지만, 우리 에너지의 약 20%를 소비하는 아주 특별한 기관이에요. 뇌세포에는 미토콘드리아라는 에너지 공장이 있는데, 하나의 세포에도 300~1,000개의 미토콘드리아가 들어 있습니다. 이 미토콘드리아가 에너지를 만드는 데 가장 필요한 게 산소예요. 그래서 산소가 부족해지면 뇌는 바로 손상됩니다.

뇌가 흥미로운 점은 우리가 책을 읽거나 문제를 풀며 집중할 때 사용하는 에너지는 생각보다 많지 않다는 거예요. 오히려 우리가 주의 집중하지 않고 쉬고 있을 때, 뇌는 또 다른 방식으로 에너지를 소비합니다. 바로 '디폴트 모드 네트워크(DMN)'라는 뇌 회로 때문이에요. 이 DMN이 뇌 에너지의 80%를 소비합니다. 예전에는 이걸 단순한 에너지 낭비로만 봤는데, 요즘은 오히려 창의성의 원천이라고 보고 있어요. 공부하다가 잠시 화장실 갈 때 문득 좋은 아이디어가 떠오르는 것도 이 DMN 활동 덕분입니다.

주의 집중 상태에서는 뇌의 특정 부분만 쓰지만, DMN이 작동할 때는 뇌 전체가 동원됩니다. 그러니까 우리가 진짜 창

조적인 아이디어를 얻으려면, 가끔은 머리를 쉬게 해줘야 해요. 그래야 뇌가 에너지를 충분히 충천하고, 미토콘드리아도 에너지를 잘 만들어낼 수 있게 됩니다.

윤방부 뇌가 소중한 만큼 평소에 자신의 뇌 기능을 점검해보는 것이 중요합니다. 의학적으로는 MMSE 차트 같은 도구를 활용해 치매나 인지 기능 저하를 진단하기도 하지만, 평소에 생활하면서 스스로 느끼는 작은 변화를 놓치지 않는 것도 필요해요. 어떤 사람은 뇌 기능이 빠르게 약해지고, 어떤 사람은 비교적 오랫동안 건강하게 유지되는데요. 그 차이는 결국 뇌를 얼마나 꾸준히, 적극적으로 사용하느냐에 달려 있습니다.

이시형 계속해서 머리를 쓰고 새로운 자극을 주며, 끊임없이 배우고 도전하는 삶이 뇌를 살아 있게 만들어요. 예를 들어 낯선 곳에 가면 뇌가 활성화됩니다. 익숙하지 않은 지하철역에만 내려도 "이 도시에 이런 곳이 있었나?" 하고 놀라잖아요. 그 놀라움과 새로움이 뇌를 깨우는 거죠.

우리는 흔히 "나는 타고난 게 이렇다"라며 쉽게 단정 짓지만, 사실 유전적 요인이 삶에 미치는 영향은 그리 크지 않다고 해요. 오히려 어떤 생활을 하고, 어떤 환경에서 무엇을 경험하며, 어떤 가치관을 갖고 살아가는지가 훨씬 더 중요합니다. 그래서 요즘엔 후천적 유전, 즉 '후성 유전'이라는 개념이 점점 강조되고 있어요. 나이나 선천적 조건에 얽매이지 않고, 꾸준히 배우고 새로운 자극을 주면서 살아간다면, 우리는 평생 성장할 수 있습니다.

● 중년 이후에는 뇌의 어떤 기능이 눈에 띄게 약해지고, 어떤 기능이 오히려 더 깊어지고 성장하는 걸까요? 두 분 박사님께서 직접 체감하신 변화나 경험도 궁금합니다.

<u>윤방부</u> 솔직히 저는 별로 큰 차이를 느끼지 못하고 있어요. 지금도 하루에 3시간 정도 꾸준히 공부하고 있습니다. 예전에는 도서관에 가야 했지만 요즘은 구글 검색만으로도 대부분 해결되니 훨씬 편하지요. 방송에서 건강이나 사회적 이슈에 관해 이야기하려면 계속 공부해야 하거든요. 그런데 공부를 계속하면서 느끼는 건 오히려 집중력이 더 좋아졌다는 겁니다. 방송할 때는 대본 없이 진행자의 질문에 바로 답해야 하는데, 그런 상황에서도 아직은 뇌가 '프레시하다'라고 느낍니다. 전두엽과 해마 기능도 아직 괜찮은 것 같고요.

<u>이시형</u> 저는 확실히 변화를 느낍니다. 윤 박사님은 워낙 머리가 좋으셔서 그렇고요.(웃음) 저의 경우엔 정보 처리 속도,

그러니까 '프로세싱 스피드'가 확실히 느려졌어요. 누가 질문하면 예전처럼 바로 대답하지 못하고, 어느 정도 준비가 필요하더라고요. 단기 기억력도 많이 약해졌어요. 제가 운영하는 세로토닌문화에 연구원이 새로 오면 "앞으로 이름을 열 번 물어도 서운해하지 마라"라고 미리 얘기해 둡니다. 해마와 전두엽 같은 부위가 나이 들면 빨리 노화되기 때문이지요.

새로운 문제를 빠르게 해결하는 유동성 지능은 확실히 예전보다 떨어집니다. 방금 본 영화의 주인공 이름도 기억이 잘 안 날 때가 많아요. 하지만 반대로 오랜 경험과 축적된 지식을 바탕으로 문제를 해결하는 결정성 지능은 오히려 더 좋아졌습니다. 최근에 텔레비전에서 가왕(歌王) 콘테스트를 봤는데, 누가 우승할 것인지를 모두 맞췄어요. 전체적인 흐름을 읽는 통찰력이 더 날카로워진 거죠.

공감 능력 역시 눈에 띄게 깊어집니다. 요즘은 별것도 아닌 영화 장면에도 눈물이 핑 돌 때가 많아요. 이 공감 능력은 특히 AI 시대에 점점 더 중요한 능력이 되고 있어요. 나이가 들수록 언어 능력이나 이야기 전달 능력도 함께 좋아집니다. 그래서인지 노인들이 이야기를 참 맛깔나게 잘하잖아요.

윤방부 인터넷을 보면 루테인, 지아잔틴, 비타민 B6 같은 영양소가 뇌 건강에 좋다고들 하지만, 가장 확실한 건 머리를 끊임없이 쓰고 새롭게 생각하는 거예요. 실제로 80~90대 중 4~5%는 40대 수준의 뇌 기능을 유지한다고 해요. 저나 이 박사님도 그 안에 들어가지 않을까 싶습니다.(웃음)

이시형 중요한 건 멈추지 않고 배우고, 소통하고, 움직이는 거죠.

일본에서 짧은 시
'하이쿠'가 유행하는 이유

● 뇌의 기능을 오랫동안 젊고 활기차게 유지하려면, 일상에서 어떤 구체적인 활동이나 습관을 실천하는 것이 효과적일까요?

이시형 지속적인 학습과 새로운 도전이 필요합니다. 뇌는 새로운 것을 배울 때 가장 활성화돼요. 익숙한 패턴을 반복하는 것보다는 새로운 정보와 기술을 습득하는 것이 신경망을 강화하고 뇌의 퇴화를 늦추는 핵심 요소입니다.

이를 위해서는 꾸준한 독서를 기본으로, 새로운 기술이나 취미를 배우는 게 중요해요. 악기 연주나 외국어 공부, 글쓰기, 그림 그리기 같은 활동은 뇌의 신경망을 활성화하는 데 많은 도움이 됩니다. 또 매일 다니던 익숙한 길 대신 낯선 길로 가보는 것도 좋은 자극이 되고요. 체스나 바둑, 스도쿠 같은 두뇌 게임을 즐기면 뇌의 사고력을 더욱 높일 수 있어요.

윤방부 편지 쓰기, 일기 쓰기, 시 쓰기 같은 활동도 좋아요. 손으로 글을 쓰는 건 단순한 기록을 넘어 뇌를 종합적으로 자극하는 효과가 있습니다. 언어 능력과 기억력은 물론 감정 표현 능력까지 동시에 훈련할 수 있지요. 특히 손 글씨는 키보드 타이핑보다 훨씬 더 많은 뇌 영역을 활성화한다는 점에서 중요합니다.

음악도 마찬가지입니다. 음악은 감정을 자극하고, 기억을 소환하며, 뇌 신경망을 풍부하게 만들어요. 특히 악기를 연주하는 것은 좌뇌와 우뇌를 동시에 사용하는 고도의 활동이에요. 집중력과 운동 조절 능력을 키우는 데도 큰 도움이 됩니다. 저도 조만간 색소폰 연주를 배워볼까 하고 있어요.

이시형 사회적 교류를 지속하는 것도 굉장히 중요합니다. 뇌 건강을 유지하려면 사람들과 대화하고 소통하는 활동을 꾸준히 해야 해요. 이런 활동을 통해 뇌가 활발하게 작동하고, 감정 조절이나 공감 능력도 함께 강화됩니다. 반대로 사회적 고립은 치매 위험을 높이는 주요 요인 중 하나로 알려져 있어요.

가족이나 친구들과 정기적으로 만나거나, 전화나 메시지로

라도 자주 소통하는 것이 필요해요. 또 멘토링이나 봉사활동을 하면서 자신의 경험과 지식을 나누는 일도 뇌를 더욱 활성화합니다. 독서 모임이나 토론 모임에 참여해 의견을 나누는 것도 논리적 사고력과 언어 능력을 키우는 데 효과적인 방법이에요.

윤방부　사실 디지털 시대보다 아날로그 시대가 뇌 건강에는 훨씬 더 좋았습니다. 2년 전까지만 해도 저는 휴대폰에 전화번호를 따로 저장하지 않았어요. 그냥 다 외웠거든요. 하지만 요즘은 대부분의 전화번호를 휴대폰에 저장하니까, 편리하긴 해도 그만큼 뇌를 덜 쓰게 되는 셈이죠.

이시형　충분한 수면도 뇌 건강을 지키는 데 필수적이에요. 잠을 자는 동안 뇌는 낮 동안 쌓인 노폐물을 제거하고, 기억을 정리하며, 손상된 신경세포를 회복합니다. 그래서 하루 7~8시간의 충분한 숙면이 중요해요. 취침과 기상 시간을 일정하게 유지하고, 잠들기 전에 스마트폰이나 TV 같은 전자기기 사용을 줄이는 것이 숙면에 도움이 됩니다. 낮 동안 햇볕을 적절히 쬐는 것도 수면 리듬 조절에 효과적이에요.

윤방부　뇌 건강을 위해 피해야 할 것도 분명합니다. 스트레스, 머리 손상, 고혈압, 당뇨, 고지혈증, 술, 담배 같은 것들이죠. 스트레스는 잘 관리하고, 술은 가능한 한 적게 마시고, 담배는 반드시 끊는 게 좋습니다. 또 몸을 움직이지 않고 가만히 있는 것도 뇌 기능을 떨어뜨리는 원인 중 하나입니다. 의학적으로 보면, 뇌혈관 질환 역시 뇌를 손상시키는 큰 요인이 되고요.

이시형 뇌 건강을 위해 보통 일기를 쓰라고 하는데, 저는 에세이 형식으로 글을 써보길 권합니다. 일기는 혼자만 보는 거라 대충 쓰게 되지만, 에세이는 누군가 읽는다는 전제를 두고 쓰기 때문에 훨씬 더 깊게 사고하고, 정돈된 언어로 표현하려고 애쓰게 되거든요.

일본에는 하이쿠라는 짧은 시 형식의 글이 있어요. 5, 7, 5의 글자 수로 구성하는데, 그 간결한 형식 안에 강렬하고 깊은 진리가 담겨 있습니다. 일본에서는 나이 들수록 하이쿠 쓰기를 많이 권장한다고 하더군요. 짧지만 밀도 높은 표현을 고민하는 과정이 뇌를 자극하는 데 도움이 되기 때문입니다.

윤방부 덧붙이자면, 가능하면 자신이 익숙한 분야가 아닌 다른 영역을 경험해 보는 것이 좋습니다. 저는 요즘 방송도 건강 프로그램은 되도록 하지 않으려고 해요. 새로운 분야에 도전하면 자연스럽게 공부가 되고, 또 신선해서 재미있거든요.

하나 더 강조하고 싶은 건, 머리에 충격을 주는 운동은 자제해야 합니다. 예를 들어 축구하면서 헤딩을 자주 하면 뇌세포가 손상될 수 있다는 연구 결과가 있어요. 영국 프로축구 맨체스터 유나이티드의 퍼거슨 감독도 헤딩을 직업병으로 인정해야 한다고 했습니다. 축구 선수들 가운데 실제로 뇌 손상 사례가 보고된 경우도 있고요.

이시형 공동체의 일에 관심을 두는 것도 뇌 건강을 위해 중요합니다. 대통령 탄핵 심판이 있었을 당시, 찬반을 떠나 광화문에 나온 사람들을 보면 참 존경스러운 마음이 들었어요. 진짜 나라가 걱정돼서 나온 사람들 아닙니까. 우리가 사회 문제에 무관심해지면 뇌는 빠르게 퇴조하게 되어 있어요. 근육을 안 쓰면 쇠약해지듯 뇌도 안 쓰면 급속도로 약해집니다. 그런 관심이야말로 사회에 대한 책임감을 넘어 개인의 뇌 건강에도 긍정적인 자극을 줍니다.

하루 10분, 명상과 기도의 힘

● 요즘 전 세계적으로 '마음챙김 명상'이 유행입니다. 실제로 많은 사람들이 명상을 일상에 도입하고 있는데요. 명상이 뇌 건강에는 어떤 영향을 주는지요?

이시형 마음챙김 명상은 스트레스를 줄이고 마음을 안정시키는 데 효과적이에요. 명상을 하면 스트레스 호르몬인 코르티솔이 감소하고, 자율신경계가 안정되면서 몸과 마음이 보다 편안한 상태로 돌아가죠. 실제로 저는 바쁜 일정 속에서도 5~10분의 짧은 명상을 통해 마음을 가다듬고, 보다 침착한 상태에서 중요한 결정을 내린 경험이 많습니다.

윤방부 저는 명상은 따로 하지 않아요. 대신 하루에 세 번

"
명상을 하면 마음이 편해질 뿐만 아니라
철학적으로도 깊어지는 것 같습니다. 저는 식사할 때
'마인드풀 이팅'을 실천하고 있어요. 식탁 위에
30분짜리 모래시계를 올려두고 음식을 천천히
음미하며 먹습니다. 한입에 30번씩 꼭꼭 싶으면서
당근 한 조각, 밥 한 숟갈이 내 앞에 오기까지 얼마나
많은 사람들의 수고가 있었는지를 생각해 보면,
감사한 마음이 절로 들지요.

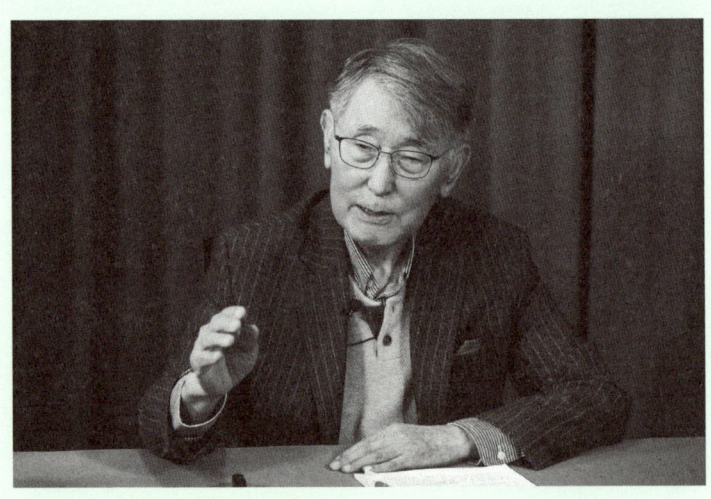

정도 기도를 합니다. 그 시간만큼은 모든 걸 잊어버리려고 해요. 사실 리더는 앞에서는 당당해야 하지만, 뒤에서는 조용히 혼자만의 시간을 갖는 고독이 꼭 필요하다고 생각합니다.

저도 사회생활을 하면서 스트레스를 크게 받을 때가 있었어요. 특히 가정의학이라는 분야를 처음 개척할 때는 거의 왕따처럼 외롭게 지냈거든요. 그 시절, 어릴 때부터 다니던 용산 삼일교회에 가서 조용히 앉아 용기를 달라고 기도했던 기억이 납니다. 돌이켜보면, 그 고요한 시간이 없었다면 정말 버티기 어려웠을 거예요.

이시형 그래요. 명상이나 기도는 결국 비슷한 맥락일 수 있습니다. 명상이라고 해서 꼭 거창하거나 어려운 수행일 필요는 없어요. 하루 5~10분 정도만 투자하면 누구나 일상에서 쉽게 실천할 수 있어요.

저는 식사할 때도 명상을 합니다. 음식을 천천히 씹으면서 맛과 향을 온전히 느끼는 연습을 하지요. 또 걷거나 차로 이동할 때도 생각에 휘둘리지 않고 발걸음이나 주변 환경에 집중하려고 합니다.

윤방부 명상과 기도는 방식은 다를 수 있지만, 마음에 평화를 가져온다는 점에서는 같다고 봅니다. 저는 기도를 하면 마음이 정말 평화로워져요. 교회에서는 흔히 "기도하면 하나님과 교통한다"라고 가르치는데, 정말 간절히 기도하다 보면 마음이 맑아지고 머릿속도 정리되는 느낌이 듭니다.

이시형 저도 같은 생각입니다. 특히 명상에서는 호흡이 가장 중요해요. 그저 편안한 자세로 앉아 들이쉬고 내쉬는 호흡에 집중하는 것만으로도 머릿속이 맑아지고 스트레스가 해소됩니다. 감정이 복잡할 때도 깊고 천천히 호흡하면 마음이 한결 차분해지죠.

요즘 많이 알려진 '마인드풀니스(마음 챙김)' 명상은 미국의 존 카밧진(Jon Kabat-Zinn) 교수가 체계화했는데, 그 뿌리는 동양의 참선입니다. 이 명상의 핵심은 '지금 여기(this moment)'에 집중하는 거예요. 과거를 생각하지도 말고, 아직 오지 않은 미래를 걱정하지도 말고, 오직 지금 이 순간에 온전히 집중하라는 거죠. 사실 우리는 조금만 방심해도 과거의 일에 사로잡히거나 미래에 대한 걱정에 빠져버립니다.

카밧진 교수와 뉴잉글랜드 프론티어 사이언스 그룹이 진행한 흥미로운 연구도 있어요. 달라이 라마의 뇌파를 검사했더니, 명상하지 않는 상태에서도 마치 명상하는 것과 같은 뇌파가 나오더라는 겁니다. 전두엽의 뇌파가 아주 조용하고 안정되어 있었어요. 이 결과에 놀란 연구팀이 티베트에 가서 승려 37명의 뇌파를 검사했는데, 모두 같은 결과가 나왔다

고 합니다. 그래서 명상은 동양의 신비가 아니라, 과학적으로 입증할 수 있는 것이라고 결론을 내렸어요.

윤방부 명상이 단순한 심리적 위안이 아니라 과학적으로 효과가 입증된 활동이군요.

이시형 그렇습니다. 명상이 인간관계나 창의성에도 긍정적인 영향을 준다는 연구 결과도 있어요. 미국의 경우 동료끼리 경쟁이 심한 사회인데, 명상을 하고 나니 경쟁심은 줄고 서로를 돕고 평화롭게 지내는 경향이 커졌다는 보고가 나왔습니다. 창의성 역시 향상되는 것으로 나타났고요.

명상을 하면 마음이 편해질 뿐만 아니라 철학적으로도 깊어지는 것 같습니다. 저는 식사할 때 '마인드풀 이팅'을 실천하고 있어요. 식탁 위에 30분짜리 모래시계를 올려두고 음식을 천천히 음미하며 먹습니다. 한입에 30번씩 꼭꼭 씹으면서 당근 한 조각, 밥 한 숟갈이 내 앞에 오기까지 얼마나 많은 사람들의 수고가 있었는지를 생각해 보면, 감사한 마음이 절로 들지요.

명상에서 중요한 것은 세 가지입니다. 첫째는 자세를 바르게 유지하고, 둘째는 복식호흡을 통해 천천히 깊게 숨을 쉬고, 셋째는 마음을 '지금 여기'에 집중하는 것입니다. 이 세 가지만 지키면 누구나 쉽게 명상을 생활 속에 녹여낼 수 있어요.

● 두 분께서는 여전히 활발하게 활동하시고, 날카로운 통찰력과 유연한 사고를 유지하고 계시는데요. 이렇게 뇌의 젊음을 유지하시는 비결이 무엇인지 궁금합니다.

윤방부 두 가지입니다. 쓰는 것과 공부하는 것. 이게 뇌 건강의 기본이라고 생각해요. 꾸준히 무언가를 쓰고, 책을 읽고, 공부하면서 생각하는 과정이 뇌를 계속 움직이게 하죠. 하지만 그보다 더 중요하다고 느끼는 건 '관심'입니다.
저는 제자들뿐만 아니라 그들의 자녀, 부인 이름까지도 다 기억합니다. 왜냐하면 관심이 있기 때문이에요. 사람 이름을 그냥 외운다기보다 관심을 가지고 바라보면 자연스럽게 기억하게 되죠. 그냥 스쳐 지나가는 인연으로 두지 않고, 한 번 더 전화하고, 한 번 더 대화를 나누려는 그 작은 노력이야말로 기억을 붙잡고 뇌를 살아 있게 만드는 힘이라고 생각합니다.

이시형 저도 꾸준히 글을 쓰고 배우는 것이 뇌를 젊게 유지하는 가장 강력한 방법이라고 믿어요. 매년 두 권 이상 책을 쓰고 있는데, 이 과정은 단순히 지식을 전달하는 데 그치지 않고, 뇌를 논리적으로 훈련시키는 시간이기도 합니다. 새로운 정보를 탐색하고, 정리하고, 표현하다 보면 뇌가 쉴 틈이 없어요. 나이가 들어도 배움을 멈추지 않고 사고를 지속하면, 뇌의 신경망이 계속해서 자극을 받습니다. 저는 그 효과를 몸소 느끼고 있습니다.

<u>윤방부</u> 읽는 것도 마찬가지입니다. 한 번 읽고 마는 게 아니라, 세 번 이상 반복해 읽을 정도로 깊이 파고들어야 기억에 남아요. 사람도 책도 마찬가지죠. 깊이 관심을 가지면, 뇌는 그만큼 오랫동안 기억하고 활발하게 반응합니다. 억지로 외우려고 애쓰는 것보다 알고 싶다는 호기심, 흥미를 느끼는 감정이 뇌를 젊게 만듭니다.

<u>이시형</u> 삶의 목표를 높게 잡는 것도 중요하다고 생각해요. 지금도 저는 "어떻게 하면 더 많은 사람들에게 도움이 될 수 있을까?"라는 질문을 스스로에게 끊임없이 던집니다. 이렇게 사회적 가치가 담긴 목표가 있으면, 자연스럽게 생각이 깊어지고 뇌도 더 활발하게 움직이게 됩니다.
젊었을 땐 생계를 위한 목표를 가지고 살았다면, 지금은 사회적 기여라는 더 큰 목표를 품고 삽니다. 이런 목표를 실천해 가는 과정 자체가 사고력과 문제 해결 능력을 유지해 주는 훈련이 된다고 느낍니다.

<u>윤방부</u> 사람과의 관계도 중요합니다. 사람을 외면하지 않고, 늘 관심을 가지고 진심 어린 대화를 나누면 뇌는 생각보

다 큰 자극을 받습니다. 사람에 관한 관심이 곧 세상에 관한 관심이고, 그 관심이 뇌를 늙지 않게 합니다.

<u>이시형</u>   맞습니다. 저도 혼자 있는 시간을 줄이고, 다양한 사람들과 소통하려고 애씁니다. 특히 젊은 세대와 대화하면 새로운 시각을 접하게 되고, 덕분에 제 생각도 유연해지는 것을 느껴요. 이런 교류는 단순한 친목을 넘어서, 뇌를 유연하게 만드는 중요한 훈련이에요. 결국 지속적인 자극, 의미 있는 교류, 배우는 삶, 이 세 가지가 뇌를 젊게 유지하는 핵심이라고 생각합니다.

사운드 바디, 사운드 마인드

● 중년에 접어들면 체력이 예전 같지 않다고 호소하는 사람들이 많습니다. 이 시기에 체력을 잘 관리하고 유지하는 것이 의학적인 면에서 왜 중요합니까?

이시형 중년은 신체적으로 큰 전환점이 되는 시기입니다. 젊었을 때는 무리를 해도 금방 회복됐지만, 이 시기부터는 회복력이 눈에 띄게 떨어지기 시작해요. 근육량이 줄고, 심폐 기능과 뼈의 밀도까지 전반적으로 감소하게 되죠. 이런 변화를 방치하면 낙상이나 골절 같은 사고는 물론이고 다양한 만성질환으로 이어질 수 있어요. 특히 한 번 무너진 체력은 다시 회복하기 어렵습니다.

윤방부 나이가 들면 체력이 떨어지는 건 당연한 일입니다. 중요한 건 떨어지는 속도가 얼마나 빠르냐, 그리고 내 생활에 얼마나 영향을 미치느냐입니다. 운동하고 싶을 때 운동하고, 걷고 싶을 때 걸을 수 있으면 아직 괜찮은 거예요.

이시형 중년은 앞으로의 건강 수명을 결정짓는 중요한 분기점이에요. 이 시기를 잘 관리하고 지내면 70~80대에도 독립적인 생활이 가능한데, 관리를 소홀히 하면 조기 의존 상태로 넘어갑니다. 근육이 줄면 활동량이 감소하고, 당뇨나 고혈압 같은 만성질환도 따라오게 되니까요. 신체적으로 약해지면 정신적으로도 자신감을 잃게 되기 때문에, 중년기 체력 관리는 단순한 몸의 문제가 아니라 삶 전체의 질을 좌우하는 중요한 과제입니다.

윤방부 그래서 고대 로마 때부터 '사운드 바디, 사운드 마인드(sound body, sound mind)'라는 말이 전해 내려오는 것이겠지요. "건강한 신체에 건강한 정신이 깃든다"라는 뜻입니다. 물론 신체의 겉모습만 보고 그 사람의 건강 상태를 단정할 수는 없어요. 하지만 실제로 건강한 몸을 가진 사람과 그렇지 않은 사람은 사회적 활동이나 일상생활에서 분명한 차이가 있습니다.

이시형 누구나 중년 이후에는 '늙어간다'라는 걸 분명히 느끼게 됩니다. 단순한 느낌이 아니라 실제로 다양한 질병으로 나타나기 시작하죠. 동기 모임 같은 데 나가보면 알 수 있어요. 나이는 같아도 어떤 사람은 훨씬 더 늙어 보이고, 어떤 사람은 비교적 젊은 상태를 유지하고 있거든요.

겉모습에서 드러나는 노화는 단순한 외형의 문제가 아니라, 신체가 약해졌다는 신호일 수 있습니다. 얼굴을 조금 정돈하거나 근사하게 차려입으면 기분이 한결 좋아지잖아요. 그만큼 신체적인 것과 정신적인 것은 밀접한 관계가 있어요. 서양의학은 정신과 신체를 분리해서 보았지만, 우리는 예로부터 '심신(心身)의학'이라고 했잖아요. 몸과 마음을 하나로 보고, 함께 돌보고 가꿔야 한다는 거죠.

윤방부 그래서 저는 환자들에게 "자신을 위해 투자하세요"라고 말합니다. 주름을 조금 펴고, 입술도 도톰하게 해보라고 권합니다. 남자들에게도 머리를 염색하고 얼굴을 깔끔하게 정돈하라고 이야기하죠. 외모가 조금만 젊어 보여도 사회적 활동에서 훨씬 적극적인 태도를 가질 수 있거든요. 내면과 외면은 생각보다 깊게 연결돼 있습니다.

● **중년 이후에 체력을 유지하기 위해서는 어떤 실질적**

인 원칙이나 생활 습관을 실천해야 할까요?

윤방부 저는 간단하게 몇 가지를 얘기합니다. 첫째, 가능하면 직업을 계속 가지세요. 그 일이 마음에 들든 안 들든 일단 직업을 유지하는 게 중요합니다. 둘째, 가능하면 자주 쏘다니세요. 오라는 데가 없으면 만들어서라도 가야 합니다. 마지막으로 종교를 가지는 것도 도움이 됩니다. 뭘 믿든, 믿음을 통해 마음을 정리하는 것이 신체 건강에도 큰 도움이 되거든요.

이시형 제가 생각하는 중년 이후 신체 기능을 유지하는 세 가지 핵심은 이겁니다. 첫째, 소식다동(小食多動). 적게 먹고 꾸준히 몸을 움직이는 생활이에요. 둘째, 스트레스 관리와 회복 습관. 자연 속을 걷거나 명상처럼 매일 긴장을 풀어주는 시간을 가지면 도움이 됩니다. 마지막으로 지속적으로 학습하고 새로운 도전을 하면서 뇌를 자극하는 삶을 살아야 합니다.

윤방부 그리고 무엇보다 잘 먹어야 합니다. 복잡하게 무슨 영양소네 열량이니 따지지 말고, 내가 좋아하는 음식을 기분 좋게 먹으면 됩니다. 다만 과식은 피해야 하고요. 저는 불필요한 영양제 같은 건 먹지 말라고 해요. 음식만 잘 챙겨 먹어

그래서 고대 로마 때부터 '사운드 바디,
사운드 마인드(sound body, sound mind)'라는 말이
전해 내려오는 것이겠지요. "건강한 신체에
건강한 정신이 깃든다"라는 뜻입니다.
물론 신체의 겉모습만 보고 그 사람의 건강 상태를
단정할 수는 없어요. 하지만 실제로 건강한 몸을
가진 사람과 그렇지 않은 사람은 사회적 활동이나
일상생활에서 분명한 차이가 있습니다.

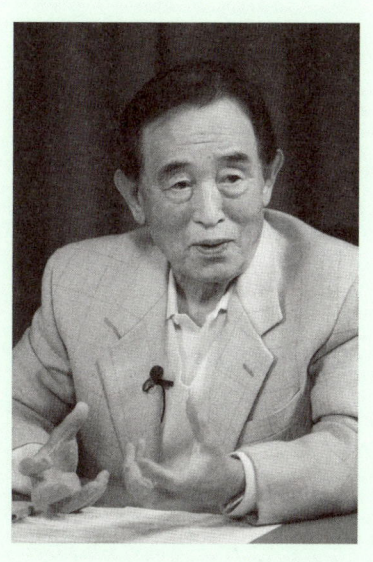

도 충분하거든요. 그리고 가능한 한 몸을 계속 움직이세요. 잠을 잘 자는 것도 정말 중요합니다. 족욕이나 아침 목욕처럼 떠도는 속설에 너무 신경 쓸 필요도 없고요.

이시형 저도 전적으로 동감합니다. 우리가 폭식하는 경향이 좀 있어요. 식사 후에 일어서지도 못할 정도로 폭식을 하는 건 피해야 합니다. 나이가 들면 자연스럽게 먹는 양이 줄어들게 되더라고요. 저 역시 일부러 적게 먹으려는 게 아니라 절로 '소식다동'을 하게 된 거죠. 이게 오랫동안 지속되면 어느 순간 습관이 되는 겁니다. 그리고 스트레스를 잘 다스리는 것도 체력 유지의 핵심이에요.

당신의 면역 나이는 몇 살입니까?

● 중년 이후에는 면역력을 특히 잘 지켜야 한다고들 합니다. 감기나 질병을 막기 위한 것을 넘어, 전반적인 건강 유지와 직결된다고 하는데요. 이 시기에 면역력이 왜 그렇게 중요한지요?

윤방부 나이가 들면 우리 몸의 모든 기능이 떨어지는데, 면역 기능도 예외가 아닙니다. 젊었을 땐 별일 없이 넘어가던 것도 나이 들면 쉽게 병이 되잖아요. 감기 같은 가벼운 질환도 더 자주, 더 오래 걸리고요. 그래서 면역력을 유지하는 게 굉장히 중요해집니다.

이시형 맞습니다. 면역 체계는 나이가 들면서 자연스럽게 약해지게 마련이에요. 면역세포의 수나 기능도 줄어들고, 병원균을 인식하고 대응하는 속도 자체도 느려지니까요. 그래서 젊을 때는 가볍게 지나가던 감기도 노년기에는 폐렴 같은 중증 질환으로 발전하기 쉽습니다.

면역력이 약해지면 염증 조절도 잘되지 않아요. 이른바 '조용한 염증' 상태로 빠지기 쉽죠. 이런 만성 염증이 고혈압, 당뇨병, 심혈관질환, 심지어 암 같은 질병의 근본 원인이 되기도 합니다.

윤방부 면역력을 지키려면 별다른 비법이 있는 게 아니라, 기본을 잘 지켜야 해요. 잘 먹고, 잘 자고, 잘 움직이는 것, 이게 전부입니다. 특별한 질환 없이 건강한 사람이라면 굳이 영양제를 먹거나 특별한 건강검진을 받을 필요도 없어요.

또 하나 빼놓을 수 없는 것이 스트레스입니다. 스트레스는 면역력에 큰 영향을 미칩니다. 캐나다 사람들은 스트레스를 '인생의 톡 쏘는 맛(spice of llfe)'이라고 해요. 반면 이스라엘 사람들은 스트레스를 '미니 에이즈'라고 부릅니다. 스트레스가 심하면 면역력이 뚝 떨어지니까요. 실제로 제가 우리나라에서 에이즈 환자를 처음 진료했는데, 에이즈도 결국 면역이 무너지면서 평소에는 걸리지 않는 다양한 병에 걸리게 되는 질병이거든요.

이시형 그런 경험을 하셨으니, 면역력의 중요성을 더 절실히 느끼셨겠어요. 결국 스트레스 관리도 면역력 유지에 빼놓을 수 없는 요소죠. 그런데 한국 사람들은 종종 무언가를 먹기만 하면 면역력이 높아진다고 착각하는 경우가 많아요.

윤방부 맞습니다. 단백질을 아무리 많이 먹어도 기본이 엉망이면 소용이 없어요. '뇌에 좋다' '면역에 좋다'는 식품들이 TV에 많이 나오잖아요. 그걸 꼭 찾아서 챙겨 먹는 경우가 많죠. 자기가 좋아서 기분 좋게 먹는 건 괜찮지만, 싫은 음식을 억지로 먹는 건 오히려 면역력을 해칩니다. 저는 이런 걸 '반(反)면역적'이라고 부르고 싶어요.

이시형 결국 면역력은 단순히 건강만의 문제가 아닙니다. 노년기의 독립성과 존엄성, 그리고 삶의 지속 가능성을 지켜주는 핵심적인 방어선이에요. 건강 수명을 지키고 싶다면, 면역력부터 반드시 관리해야 합니다.

● '면역력이 높다'라는 것이 의학적으로 어떤 상태를 의미하는지요. 또 일상생활에서 면역력을 높이기 위해 실천할 수 있는 구체적인 방법에는 어떤 것들이 있을까요?

<u>윤방부</u> 좁은 의미에서 면역을 형성하는 것은 단순한 단백질이 아니라 글로불린(globulin)입니다. 글로불린은 혈액 속에 녹아 있는데, 세균과 바이러스로부터 몸을 보호하고, 물질을 운반하며, 면역 기능을 조절하는 역할을 해요. 하지만 넓은 의미에서 면역이란, 특정 물질이 많은 상태라기보다 몸 전체의 건강 시스템이 양호한 상태라고 말할 수 있습니다.

<u>이시형</u> 그래요. 면역은 단일한 수치나 특정 물질 하나만으로 평가할 수 있는 것이 아닙니다. 의학적으로 보면 면역은 하나의 체계, 즉 시스템 전체가 조화롭게 작동해야 건강한 면역 상태라고 할 수 있어요. 예를 들어 NK세포 수치가 높으면 좋긴 하지만, 그것만 가지고 면역이 강하다고 단정할 수는 없습니다.

<u>윤방부</u> 면역이 강하면 세균이 들어와도 병에 걸리지 않고, 약하면 쉽게 병이 생기는데, 그 사이에는 '환경'이라는 요소가 있습니다. 정치, 사회, 경제, 자연, 의료 시스템까지 모두 포함된 것이 환경이잖아요. 그래서 전체 환경이 균형을 이루어야 면역 체계도 건강하게 작동하는 겁니다. 이런 맥락에서 수치로 권할 수 있는 한 가지 면역력 강화 방법이 예방 접종이에요. 나이가 들면 예방 접종은 반드시 받아야 합니다.

이시형 결국 중년 이후 면역력을 유지하는 데 있어 가장 중요한 것은 특별한 약이나 치료보다 '삶을 어떻게 살 것인가' 하는 삶의 태도입니다. 오랜 진료 경험을 통해 깨달은 게 있어요. 즐거운 생각, 긍정적인 감정이 면역력을 높인다는 사실입니다. 기분이 좋아지면 세로토닌이 분비되고, 이 세로토닌이 자율신경과 면역계를 안정적으로 조율해 줍니다. 웃음은 최고의 자연 면역 촉진제라고 할 수 있어요. 반대로 걱정과 분노는 몸의 생리적 균형을 깨뜨립니다.

● **장(腸)이 면역력의 보고(寶庫), 즉 면역력의 근원지라는 이야기를 자주 듣게 됩니다. 과학적 근거에 기반한 사실인지, 아니면 다소 과장된 주장인지 궁금합니다.**

이시형 장은 단순히 소화만 담당하는 기관이 아닙니다. 우리 몸 면역세포의 약 70%가 장에 모여 있어요. 그래서 면역력을 키우고 싶다면 가장 먼저 장 건강부터 돌보아야 해요. 장이 건강해야 전신 면역 체계가 안정되고, 여러 질병에 대한 저항력도 자연스럽게 높아집니다.

윤방부 저는 솔직히 장이 '면역의 보고'라는 말은 받아들이기 어려워요. 의학적으로 깊이 들여다보면 쉽게 납득하기 어려운 주장입니다. 대장은 길이가 5미터에 이르는데, 그중 1미터를 절제하는 수술을 해도 면역력 유지에는 큰 문제가 없거든요. 이런 점에서 소장이나 대장이 면역의 핵심이라는 주장은 주류 의학에서는 받아들여지지 않고 있어요. 이 주장은 미국의 자연 의학계에서 주로 이야기하는 건데, 아직 과학적 합의는 부족합니다.

<u>이시형</u> 물론 장 건강을 지나치게 과장하는 건 경계해야겠지만, 기본적으로 장을 잘 돌보는 건 정말 중요합니다. 발효식품을 꾸준히 섭취하면 장 속 유익균이 늘어나는데요. 김치, 청국장, 요구르트 같은 자연 발효 음식이 대표적입니다. 유익균이 많아지면 장벽이 튼튼해지고, 염증 반응도 줄어듭니다. 우리 조상들이 먹던 음식을 꾸준히 먹는 게 장 건강에는 제일 좋은 방법이에요.

변 냄새를 맡아보면 먹은 음식이 몸에 잘 맞는지 아닌지를 어느 정도 알 수 있습니다. 발효는 유익균이 많은 상태고, 반면 부패는 유해균이 많은 상태인데요. 부패한 음식은 몸에 해롭지만, 발효된 음식은 장을 건강하게 만들어줍니다.

또 하나, 저는 환자들에게 가급적 따뜻한 물을 마시라고 권합니다. 따뜻한 물은 장 속 유익균을 늘리는 데 도움이 되지만, 찬물은 오히려 유해균을 늘릴 수 있어요. 유익균과 유해균의 균형이 무너지면 대장염이나 설사 같은 문제가 생길 수 있습니다.

윤방부 장 건강은 물론 매우 중요합니다. 장은 노폐물을 배출하고 영양분을 흡수하는 기능을 하니까요. 결국 장 건강도 균형입니다. 무조건 '장이 면역력의 핵심'이라고 단순화할 수는 없지만, 장을 깨끗하고 건강하게 유지하는 것은 분명히 중요합니다.

7장

거장들의
저속노화 건강법

매일이 '약 없이 건강하게 사는 훈련'

나이가 들어도 마음은 또렷하고, 몸은 가뿐하며, 하루하루를 내가 주도하는 삶. 이것이 우리가 진정으로 바라는 '건강한 삶'일 것입니다. 그 길을 수십 년 먼저 걸어온 두 분, 바로 이시형 박사와 윤방부 박사가 있습니다. 이 장은 단순히 건강 정보를 소개하는 데 그치지 않습니다. 두 분의 하루, 두 분의 밥상, 두 분의 생각과 감정이 고스란히 담긴 살아 있는 건강 실천기입니다.

두 분의 생활 방식은 꽤 다릅니다. 이시형 박사는 매일 새벽 5시에 일어나 당근 주스를 마시고, 하루 한두 숟가락의 밥이면 충분하다고 말합니다. 운동보다는 글쓰기, 명상, 걷기처럼 조용한 움직임에 에너지를 씁니다. '적게 먹고, 적게 움직이되, 그것을 꾸준히' 실천하는 것이 그의 건강 철학입니다.

반면 윤방부 박사는 꽤 많이 먹습니다. 고기도 즐겨 먹고, 디저트도 거르지 않습니다. 대신 하루에도 몇 킬로미터씩 달리고, 아령과 역기로 근육을 단련하며 그만큼 에너지를 소비합니다. '많이 먹고, 많이 움직이자'가 그의 방식입니다.

이처럼 서로 다른 길을 걷지만, 두 분 모두 '균형'이라는 같은 목적지를 향해 나아갑니다. 이 장에서는 두 거장이 실제로 어떻게 먹고, 어떻게 자고, 어떤 운동을 하며, 어떻게 스트레스를 관리하는지를 하나하나 구체적으로 들려줍니다. 무슨 약을 먹는지, 어떤 식이요법을 따르는지가 아니라, 하루하루를 어떻게 즐겁고 만족스럽게 살아내는지가 중심입니다.

하루 12시간 동안 배를 비운다

● 두 분께서는 어떻게 건강을 유지해 오셨는지 궁금합니다. 직접 실천하고 계신 '하루 건강 루틴'에 대해 구체적으로 들려주실 수 있을까요?

이시형 저는 매일을 '약 없이 건강하게 사는 훈련'이라 생각하며 살아갑니다. 특별한 비결이 있는 건 아니에요. 다만, 규칙적인 일상에서 몸과 마음, 면역력을 돌보는 습관을 꾸준히 실천하는 것이 제 건강 루틴의 핵심입니다.

아침 5시에 일어나 맨손체조, 제자리 걷기, 스트레칭, 명상을 한 30분간 합니다. 이렇게 몸과 마음을 부드럽게 깨우며, 하루를 좋은 컨디션으로 시작하죠.

아침 식사로는 당근 주스를 한 잔 마십니다. 당근만 넣으면 잘 갈리지 않기 때문에 사과를 함께 넣어 믹서기에 갈아요. 이건 30년 넘게 실천해 온 저만의 아침 식사법입니다. 예전에 스위스의 자연의학 병원에서 연수를 한 적이 있었는데, 그곳에서는 당근 주스를 하루 세 끼마다 모든 환자에게 주더라고요. 당근은 땅에 있는 모든 영양분을 흡수하기 때문에 아주 좋다는 설명이었죠. 그 이후로 저도 매일 아침 당근 주스를 꼭 챙겨 마시고 있습니다.

윤방부 저는 아침 4시 30분에 일어나 가장 먼저 화장실에 갑니다. 서울중학교에 다닐 때 교장 선생님께서 조회 시간마다 "매일 아침 대변 보는 습관을 들여라"라고 강조하셨는데, 그 말씀이 몸에 배었어요. 지금 생각해도 참 고마운 분입니다.

저는 활동량이 많아서 어느 정도는 먹어야 체력이 유지됩니다. 출근해서는 간단히 견과류를 먹기도 하고, 요즘에는 믹스커피 대신 블랙 아메리카노 한 잔을 마십니다. 점심은 병원에서 제공하는 식사를 합니다. 국과 밥, 김치, 나물 위주의 한식으로 구성된 식단이에요.

이시형 저는 점심 한 끼는 꼭 챙겨 먹는 편이지만, 여전히 양은 많지 않습니다. 밥은 잡곡밥으로 한두 숟가락 정도만 먹고, 나물 반찬이나 된장국, 김치 같은 우리 전통 식단 위주로 식사를 하죠. 특히 다양한 채소 반찬을 곁들이는 것을 중요하게 생각합니다. 몸에 무리를 주지 않으면서도 필요한 영양을 자연스럽게 섭취할 수 있기 때문이에요.

낮 시간에는 강연도 하고, 집필도 하고, 사람들도 만나느라 꽤 분주합니다. 그래도 중간에 꼭 10~20분 정도 낮잠을 자면서 뇌와 면역 회복의 시간을 가집니다. 하루 20분 이상 햇볕을 받으며 걷는 것도 빠뜨리지 않죠. 이렇게 하면 세로토닌이 분비돼 정신 건강과 면역 모두에 긍정적인 영향을 주거든요. 저녁에는 책을 읽거나 명상을 하면서 하루를 차분히 정리하고, 밤 10시 전후로 잠자리에 듭니다.

윤방부 저는 보통 오후 4~5시쯤 운동을 합니다. 역기와 아령을 이용한 근력 운동을 하고, 5~6km 정도 걷거나 뛰는 유산소 운동도 합니다. 운동 후에는 간단한 체조로 몸을 풀고, 목욕을 한 뒤 저녁 식사를 합니다. 예전에는 아내가 직접 한식을 준비해 줬는데, 요즘은 식당에서 사 먹는 일이 많아졌어요. 점심을 잘 먹은 날에는 저녁으로 햄버거나 샌드위치, 김밥, 라면 등을 가볍게 먹어요. 반면 점심을 간단히 먹은 날엔 저녁을 푸짐한 한식으로 챙겨 먹습니다.

"아침은 왕처럼, 저녁은 거지처럼 먹어라"라는 말이 있는데, 저는 이 말에 꼭 동의하지는 않아요. 서양에서는 아침 식사를 브렉퍼스트(breakfast), 즉 '굶기를 깨는 식사'로 가볍게 먹습니다. 대신에 저녁(dinner)은 가족이나 지인들과 함께 오랜 시간 즐기면서 푸짐하게 먹잖아요. 그게 바로 인생이지요.

이시형　활동량이 많은 만큼, 저녁도 충분히 챙겨 드셔야지요.

윤방부　맞습니다. 운동량이 많다 보니, 저녁을 어느 정도는 먹어야 몸무게가 유지됩니다. 저녁 식사 후 디저트로는 체리 세 알, 딸기 한 개, 그리고 멜론을 조금 먹어요. 그 다음엔 콜라 한 캔을 마시는데, 이건 오래된 습관이에요. 최근에는 여기에 요구르트 하나를 추가했어요. 또 열흘에 한 번 정도는 꼭 라면을 끓여 먹고, 햄버거도 즐겨 먹습니다.

이시형　저도 미국 생활을 오래 해서 가끔 햄버거가 생각날 때가 있어요. 사람들은 햄버거가 건강에 안 좋다고들 하지만, 저는 먹고 싶을 때는 일부러 찾아가서 정말 맛있게 먹습니다. 이렇게 육류를 즐기기도 하지만, 채식을 함께 해서 균형을 유지하려고 신경 씁니다.

윤방부　저는 고기를 좋아해요. 소고기나 돼지고기를 줄이라고들 하지만 상관없이 즐깁니다. 두부도 아주 좋아해요. 특이한 음식은 잘 먹지 않습니다. 염소 고기나 추어탕 같은 음식은 손이 잘 가지 않아요. 그냥 평소에 익숙한 음식들을 편하게 먹습니다.

이시형　저는 저녁은 가능한 한 가볍게 먹으려 합니다. 하루 일과를 마친 몸에 부담을 주지 않도록 간단한 나물 반찬이나 죽, 된장국 정도로 마무리하죠. 밥은 거의 생략하거나 아주 적은 양만 먹습니다. 그리고 저녁 식사는 잠들기 최소 4시간 전에는 마치는 것을 원칙으로 삼고 있어요. 위장이 쉴 수 있어야 수면의 질도 높아지고, 몸의 회복력도 생기기 때문입니다.

● 두 분은 방법은 다르지만, 각자의 방식대로 건강을 잘 유지하고 계셔서 오히려 더 궁금해집니다. '적게 먹고, 적게 움직이기'와 '충분히 먹고, 많이 움직이기', 무엇이 정답에 더 가까울까요?

윤방부 저는 정답은 따로 없다고 생각합니다. 저 역시 활동량이 적은 주말에는 두 끼만 먹는 경우가 많아요. 그럴 땐 식욕도 별로 없거든요. 자신의 활동량에 따라 먹는 양을 조절하는 거죠.

이시형 아무래도 활동량이 많으면 더 많이 먹게 되죠. 윤 박사님은 지금도 활발하게 활동하고 계시니까 많이 드셔도 괜찮을 것 같습니다. 저는 예전에 비하면 신체 활동량이 많이 줄었기 때문에 자연스럽게 소식을 하게 됩니다.

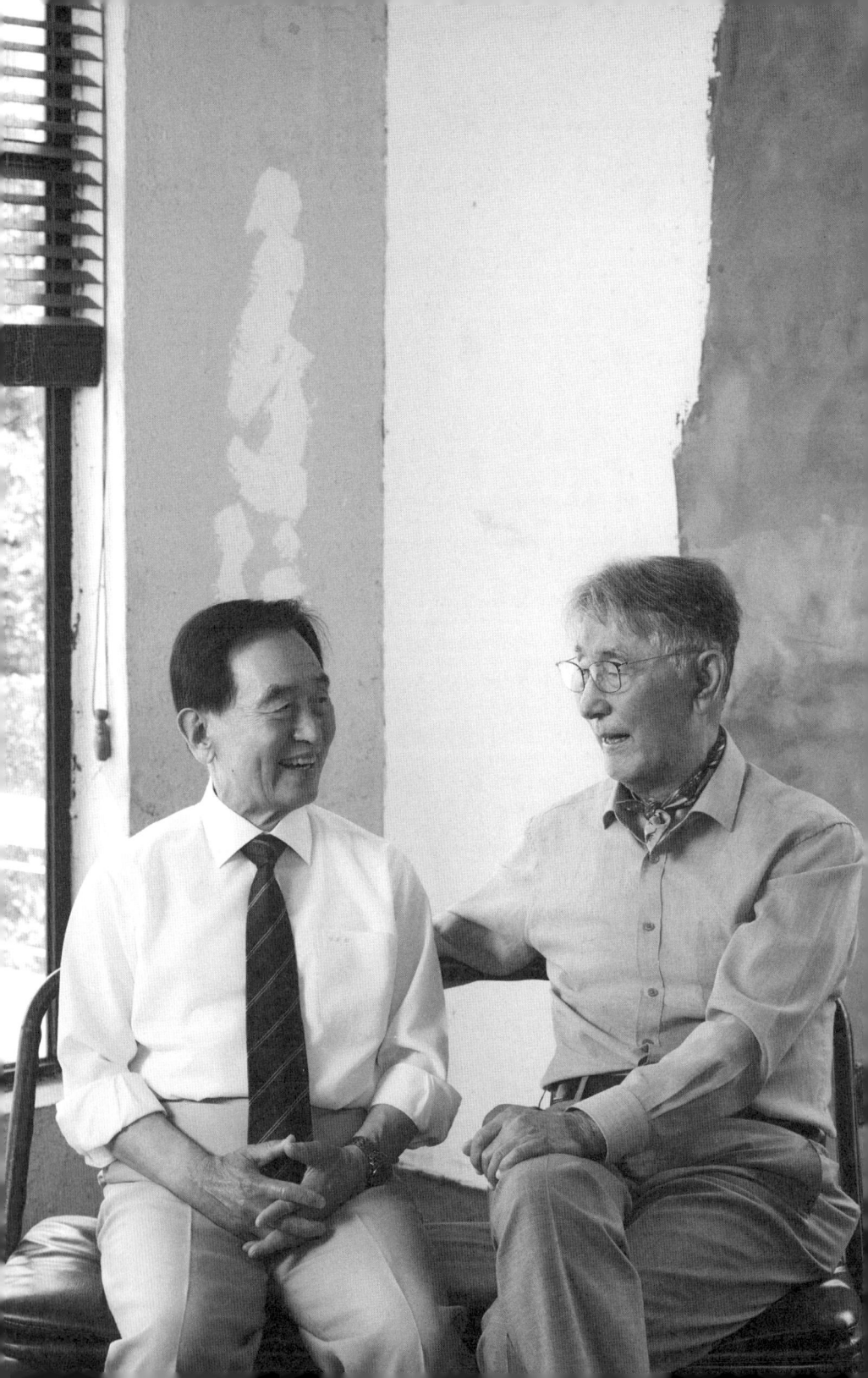

저는 하루 밥의 양도 한두 숟가락이면 충분하다고 생각해요. 나이가 들수록 소화 기능과 대사 능력이 떨어지기 때문에, 예전처럼 많이 먹으면 오히려 몸에 부담이 됩니다. 항상 배를 다 채우지 않고 70~80% 정도에서 식사를 멈춰요. 이런 습관이 장을 편하게 해주고 면역력에도 도움이 됩니다.

또 하루에 최소 12시간은 공복 상태를 유지하려고 합니다. 그래야 위장도 쉴 수 있으니까요. 간식을 좋아하지만, 보통 오후 6시 반에서 7시 사이에 저녁을 먹고, 다음 날 아침까지는 아무것도 먹지 않습니다. 위장을 너무 혹사하지 않기 위해서죠. 물론 편식하지 않고 맛있는 음식을 골고루 먹는 편이에요. 최근에는 채식을 좀 많이 하려고 노력하고 있습니다. 오늘도 오는 길에 우거지 설렁탕을 점심으로 먹었어요.

윤방부 저도 예전보다 식사량이 점점 줄어드는 건 사실이에요. 그런데 제 기본 원칙은 "활동량만큼, 그리고 먹고 싶을 땐 먹는다"예요. 꼭 활동량이 많지 않더라도, 가끔은 그냥 어떤 음식이 먹고 싶을 때가 있잖아요. 그럴 땐 먹습니다. 건강을 위해 음식의 양을 따지거나 하진 않아요.

사람들은 음식의 색깔마다 영양소가 어떻고, 균형이 어떻고 하지만, 저는 그런 것도 잘 따지지 않아요. 예쁘고 맛있으면 그걸로 충분해요.(웃음) 음식을 담아놨을 때 보기에도 좀 예뻐야 먹는 맛도 나잖아요. 그래서 아내에게 "당신이 미술대학을 나와서 그런가 봐요. 음식을 정말 예쁘게 차려줘서 늘 고마워요"라고 자주 감사함을 전합니다.

중요한 건 음식의 종류를 가리지 않고 뭐든 적당히 골고루 즐겁게 먹는 겁니다. 요즘 유행하는 '저탄고지 식단'이니 '황제 다이어트' 같은 이야기엔 크게 신경 쓰지 않아요. 이것저것 따지며 음식 가려 먹는 사람치고 오래 사는 사람을 별로 못 봤습니다. 오히려 그런 거에 너무 얽매이지 않고, 즐겁게 먹는 사람들이 지금까지 건강하게 살더라고요.

지속 가능한 운동의 적정선

● 두 분 모두 젊은 시절에 운동을 아주 열심히 하신 걸로 알고 있습니다. 그런 꾸준한 운동 이력이 중년 이후 건강 유지에 실제로 큰 도움이 되는지요?

이시형 성장기와 중년 시절에 운동을 열심히 했던 경험이 지금의 체력을 유지하는 데 확실히 큰 도움이 됩니다. 저는 어릴 때부터 50세까지는 운동을 많이 했어요. 초등학교 때는 100미터를 13초에 달렸고, 학교 축구 대표 선수로도 활동했습니다. 하지만 지루한 운동은 싫어해서 역도 같은 건 해본 적이 없어요. 예전에는 마을마다 평행봉이 있었지만 저는 안 했어요. 운동을 억지로 하면 스트레스를 많이 받았거든요.

<u>윤방부</u>　저도 중고등학교 시절에 100미터를 13.3초에 달렸어요. 그리고 고등학교와 의과대학 시절엔 축구 선수로 활동했습니다. 운동이라면 뭐든 잘했어요. 특이한 건 제가 권투 선수였다는 겁니다.(웃음)

어릴 때 얼굴이 좀 예쁘장한 편이었는데, 1950~1960년대는 불량배들이 활개를 치던 시절이었잖아요. 그때 제가 교회 학생부 회장이었는데, 불량배들에게 얻어맞기 일쑤였어요. 그래서 원효로에 있던 조성구 권투클럽에 나가 권투를 배우기 시작했고, 선수증도 땄어요. 그랬더니 불량배들이 함부로 덤비지 못하더라고요. 대학 시절에도 운동은 정말 열심히 했습니다.

<u>이시형</u>　영 딴 길로 갈 뻔했네요.(웃음) 저는 주로 축구와 테니스를 열심히 했습니다. 40대에는 교수들 테니스 대회에 나가 준우승을 한 적도 있어요. 그만큼 열심히 했죠. 사실 허리 디스크에 걸린 것도 테니스 때문이긴 하지만, 그동안 테니스를 비롯해 꾸준히 운동을 해온 덕분에 지금까지도 체력을 유지하고 있는 것 같습니다.

● **운동이 건강에 좋다는 건 알지만, 무리하면 오히려 독이 될 수도 있습니다. 일상에서 실천 가능한 운동의 '적정**

> 중요한 건, 나이가 들면 어깨가 좁아지고 배도
> 나오기 쉬운데, 내 몸을 최소한으로라도
> 지키는 겁니다. 운동의 강도나 양은 그다음 문제예요.
> 최근 논문을 봐도 운동을 아주 열심히 하는 사람과
> 가끔 가볍게 하는 사람 사이에 건강 차이가
> 그리 크지 않다는 결과가 많습니다. 결국 운동이
> 자기를 괴롭히면 안 되고 무엇보다 즐거워야 해요.
> 걷기만 해도 운동이죠. 어떤 운동을 할지는
> 본인에게 달린 문제고, 절대 스트레스가 되어선
> 안 됩니다.

선'이나 '균형점'은 어떻게 찾는 것이 바람직할까요?

<mark>이시형</mark> 물론 운동이 건강에 도움이 되는 건 맞지만, 운동을 싫어하는 사람에게 억지로 하라고 하면 그게 오히려 스트레스가 됩니다. 저에게 중량 운동을 하라고 하는 것과 똑같은 거예요. 실제로 생활 습관을 지도하다 보면 식사 습관이나 스트레스 관리 습관은 어느 정도 가능한데, 가장 어려운 게 운동 습관을 만드는 일입니다. 그래서 저는 가능하면 자신이 잘할 수 있는 운동을 하라고 권해요.

꼭 '운동'이라는 이름을 붙이지 않아도 됩니다. 소위 NEAT(Non-Exercise Activity Thermogenesis), 즉 '운동이 아닌 일상 속의 에너지 소비 활동'을 늘리는 것도 좋은 방법이에요. 예를 들면 리모컨 없이 직접 움직여서 TV 채널을 바꾸거나, 물 한 잔 마시고 싶을 때 스스로 움직여 가져오는 것, 이런 식으로 생활 속 움직임을 늘리는 거죠. 제일 나쁜 습관은 가만히 앉아서 남에게 뭐든 시키는 겁니다. 생활 속 부지런함, 이게 바로 운동을 싫어하는 사람에게는 최고의 균형이에요.

<mark>윤방부</mark> 이 박사님 말씀에 동의합니다. 운동도 결국 내가 행복해지기 위해 하는 거잖아요. 운동 때문에 오히려 피곤하고 힘들다면 할 필요가 없습니다. 저도 운동하기 싫을 때가 있어요. 그럴 땐 그냥 조금만 합니다. 무산소 운동을 하다 보면

중량이 자꾸 올라가는데, 그럴 때도 자제합니다. 사람은 자기 몸을 아끼고 조절할 줄 알아야 해요.

중요한 건, 나이가 들면 어깨가 좁아지고 배도 나오기 쉬운데, 내 몸을 최소한으로라도 지키는 겁니다. 운동의 강도나 양은 그다음 문제예요. 최근 논문을 봐도 운동을 아주 열심히 하는 사람과 가끔 가볍게 하는 사람 사이에 건강 차이가 그리 크지 않다는 결과가 많습니다. 결국 운동이 자기를 괴롭히면 안 되고 무엇보다 즐거워야 해요. 걷기만 해도 운동이죠. 어떤 운동을 할지는 본인에게 달린 문제고, 절대 스트레스가 되어선 안 됩니다.

이시형 　맞습니다. 억지로 힘들고 부담스러운 운동을 할 필요는 없습니다. 꾸준히 즐겁게 움직이는 게 중요하죠.

윤방부 　운동을 안 하던 사람들도 그나마 잘하는 운동이 등산 같아요. 등산은 꼭대기까지 올라가야 하니 인내심이 필요하지만, 친구 몇 명과 함께 가면 덜 힘들어요. 산에서 내려온 뒤 맛있는 음식을 먹는 재미도 크잖아요. 운동을 싫어하는 사람도 등산은 좋아하는 걸 보면, 결국 즐거움이 있어야 운동도 계속할 수 있는 것 같습니다.

이시형 　등산도 꼭 산 정상까지 가겠다고 하면 오히려 무리가 될 수 있어요. 숲속 둘레길만 걸어도 몸과 마음을 회복하는 데 굉장히 도움이 됩니다.

스트레스는 '인생의 양념'

● 스트레스가 몸과 뇌의 건강은 물론 면역력까지 떨어뜨리는 주된 원인이라고 강조하셨는데요. 두 분께서는 일상에서 스트레스를 어떻게 관리하시는지요?

이시형 저는 스트레스를 굳이 없애려 하지 않습니다. 살다 보면 스트레스는 당연히 찾아오는 거라고 생각해요. 그걸 억지로 없애려고 하면, 오히려 몸과 마음이 더 상할 수 있어요. 살다 보면 힘든 일이 있듯이, "스트레스도 인생의 일부다"라고 받아들이는 거죠.

윤방부 공감되는 말씀입니다. 저도 스트레스를 억지로 이겨내려고 하지 않아요. 스트레스가 쌓이면 그냥 혼자 중얼거립니다. 그렇게 독백을 하다 보면, 마음이 조금씩 정리가 되더라고요.

이시형 그렇게 감정을 자연스럽게 풀어주는 게 참 중요해요. 저는 아침 햇살 아래를 걷습니다. 햇살과 신선한 바람을 느끼며 걷다 보면, 머릿속이 정리되고 답답했던 마음도 풀립니다. 몸을 움직이며 마음을 풀어내는 거죠.

윤방부 저는 운동하면서 스트레스를 풀기도 합니다. 트레드밀 위에서 뛰면서 속으로 욕을 하기도 해요.(웃음) 한 40~50분쯤 뛰면서 마음속에 쌓였던 걸 다 털어내면 속이 시원합니다. 억지로 참지 않고, 저만의 방식으로 스트레스를 내보내는 거죠.

이시형 그게 자연스러운 해소 방식입니다. 저는 걷다가 잠시 멈추고 숨 고르기를 해요. 잠깐 눈을 감고 깊이 숨을 들이쉬고 내쉬다 보면, 마음이 정리되고 생각도 맑아져요. 명상이라는 게 꼭 거창할 필요는 없어요. 그렇게 잠시 멈춰서 자신을 돌아보는 시간이면 충분합니다.

윤방부 노래도 좋은 방법이에요. 저는 생각날 때마다 노래를 부릅니다. 흘러간 노래든, 동요든, 찬송가든 상관없어요.

스트레스는 '인생의 양념'이에요. 너무 짜도
문제지만, 아무 양념도 없는 인생은 또 얼마나
밋밋하겠어요. 스트레스도 결국은 삶을 깊게
만들어주는 한 부분입니다. 저는 명상을 아주
짧게 합니다. 기분 나쁜 일이 있어도 2~3분 정도만
명상을 하면, 거짓말처럼 스트레스의 농도가
확 낮아져요. 내가 충분히 감당할 수 있을
정도가 됩니다. 저는 인내심이 크지 않아 스님들이
참선하듯 길게는 못해요. 하지만 짧고 단순한
명상만으로도 큰 효과를 느낍니다.

어릴 때부터 몸에 밴 습관이라 자연스럽게 흥얼거리게 되죠. 노래를 부르고 나면, 이상하게도 기분이 한결 가벼워집니다.

이시형 사람들과 만나는 것도 큰 힘이 됩니다. 강연을 하거나 누군가와 대화를 나누다 보면 좋은 에너지를 얻어요. 사람들과 따뜻하게 소통하고 마음을 나누는 것, 이 또한 훌륭한 스트레스 완충제입니다.

윤방부 결국 스트레스는 억지로 없앨 수 있는 게 아니에요. 그냥 받아들이고, 흘려보내고, 내 방식대로 소화해야 합니다. 저는 힘들 때마다 생각합니다. "이 정도 스트레스는 내가 살아있기 때문에 오는 거다." "세상의 모든 것은 결국 지나간다." 그렇게 마음을 다독이면 훨씬 가벼워지죠. 적당한 스트레스는 삶을 더 풍성하게 만들어주기도 해요. 결국 스트레스와 싸우려 하지 말고, 친구 삼아 함께 가는 겁니다.

이시형 그래요. 스트레스는 '인생의 양념'이에요. 너무 짜도 문제지만, 아무 양념도 없는 인생은 또 얼마나 밋밋하겠어요. 스트레스도 결국은 삶을 깊게 만들어주는 한 부분입니다.
저는 명상을 다시 한 번 강조하고 싶어요. 저는 명상을 아주 짧게 합니다. 기분 나쁜 일이 있어도 2~3분 정도만 명상을 하면, 거짓말처럼 스트레스의 농도가 확 낮아져요. 내가 충분히 감당할 수 있을 정도가 됩니다. 저는 인내심이 크지 않아 스님들이 참선하듯 길게는 못해요. 하지만 짧고 단순한 명상만으로도 큰 효과를 느낍니다.

잠 못 자서 죽은 사람은 없다

● 불면증이나 수면 장애로 고생하는 분들이 의외로 많습니다. 의학적으로 '잘 자는 것'이 왜 중요한지, 두 분께서는 숙면을 위해 어떤 원칙을 지키고 있는지 궁금합니다.

이시형 저는 숙면을 건강의 '숨은 축'이라고 생각합니다. 잠자는 동안 우리 몸의 면역세포가 손상된 조직을 회복하고, 뇌는 하루 동안 입력된 정보를 정리하죠. 특히 수면 중 분비되는 멜라토닌과 성장호르몬은 노화를 억제하고, 세포를 재생하는 데 결정적인 역할을 합니다.
그래서 저는 매일 같은 시간에 자고, 같은 시간에 일어나는 습관을 지키고 있어요. 생체 리듬을 일정하게 유지하려는 노력입니다. 잠들기 전에는 조용한 음악을 듣거나 가볍게 명상하면서 하루를 정리합니다.

윤방부 인간의 3분의 1이 불면증을 겪는다고 하잖아요. 불면증이 전혀 없는 사람은 없을 거예요. 스트레스도 수면 부족을 만듭니다. 복용하는 약 때문에 올 수도 있고요. 그런데 대부분의 불면증은 생활 습관에서 비롯되는 경우가 많아요. 늦게 귀가해서 여러 가지 음식을 먹는 사람들은 불면증에 취약할 수밖에 없습니다.

저도 한 6개월 정도 수면 문제로 고생한 적이 있어요. 6~7년 전쯤이었는데, 이상하게 잠이 안 오더라고요. 그때 스케줄이 너무 바빠서 늦게 집에 들어오고 늦게 자는 생활이 반복되다 보니 수면 루틴이 흐트러졌던 거죠. 요즘은 다행히 잠에 전혀 문제가 없습니다.

이시형 숙면은 단순히 쉬는 시간이 아니라, 몸과 뇌, 그리고 면역계 전체가 재생되는 시간입니다. 특히 밤 10시부터 새벽 2시 사이에는 성장호르몬이 가장 활발하게 분비되는데, 이 시간을 놓치면 회복이 제대로 안 돼요. 그래서 일찍 자고 일찍 일어나는 습관이 과학적으로도 매우 중요한 겁니다.

윤방부 숙면을 위해서 중요한 건, 수면시간 자체에 너무 집착하지 않는 겁니다. 1시간을 자든, 3시간을 자든, 다음 날 일상생활에 지장이 없다면 그걸로 충분해요. 저는 환자들에게도 늘 이렇게 말해요. "잠 못 자서 죽은 사람은 없습니다. 자신감을 가지세요."

이시형 정말 좋은 태도입니다. 사실 불면증을 겪는 사람들에게 필요한 건 특별한 기술이 아니라 마음가짐이에요. 잠을 억지로 자려 하면 오히려 잠이 더 도망가거든요. 그래서 저는 오히려 "잠이 안 와도 괜찮아"라고 스스로 다독입니다.

윤방부 맞습니다. 저도 스트레스로 잠이 안 올 때는 그냥 누워서 노래를 흥얼거립니다. 그렇게 자연스럽게 풀어야지, 억지로 잠을 청하려 들면 오히려 더 힘들어지거든요.

이시형 저는 낮잠도 전략적으로 활용합니다. 오후에 10~20분 정도 눈을 붙이면 뇌의 피로가 풀리고, 오히려 밤 수면에도 도움이 됩니다. 물론 너무 길게 자면 안 되죠. 정신과에서는 오히려 역설적인 기법을 쓰기도 합니다. 예를 들어 수면이 부족하다고 느끼는 불면증 환자에게 낮잠을 일부러 자게 하는 '낮잠 요법'을 쓰는 거예요.
보통은 "낮잠을 자면 밤에 더 잠이 안 오는 거 아니냐?"라고 생각하잖아요. 그런데 실제로는 그렇지가 않습니다. 낮잠을 자고 나면, "내가 낮에 좀 잤으니까, 밤에 잠이 안 와도 괜찮겠지"라는 심리적인 여유와 안정감이 생깁니다. 그 안정감이 숙면으로 이어질 수 있어요.

윤방부 저도 하루 이틀 잠을 못 자더라도 '괜찮다'라고 생각하면, 그다음 날은 거짓말처럼 잠이 오더라고요. 수면제에 대해서도 너무 예민하게 생각할 필요는 없습니다. 필요하면 적절하게 도움을 받는 것, 그것도 방법이에요.
실제로 65세를 넘으면 매일 수면제를 복용해도 괜찮다는 연구 결과도 있습니다. 오히려 불안감 때문에 잠을 못 자는 게 더 해롭다고 생각해요. 결국 수면도 '마음먹기'에 달린 것 같아요.

이시형 맞습니다. 결국 중요한 건 '어떻게 잘까'를 고민하기보다 '어떻게 마음을 편하게 할까'를 먼저 생각하는 겁니다. 스트레스든 불면증이든 해결책은 하나예요. 억지로 버티지 않고, 자연스럽게 받아들이며, 필요하면 도움을 받는 것. 이건 건강을 지키는 가장 기본적인 태도이기도 합니다.

8장

치매·암과
함께 살아가는 법

기본으로 돌아가면 중증 질환도 길이 보인다

치매와 암은 여전히 많은 사람들에게 가장 두렵고 피하고 싶은 질환입니다. 하지만 두 거장의 시선은 조금 다릅니다. 병을 두려움으로만 바라보지 않고, 언제든 함께 살아갈 수 있는 존재로 받아들이는 지혜를 들려줍니다.

완치가 어렵다고 해서 절망에 빠질 것이 아니라 병의 속도를 늦추고 조절하며, 함께 살아가는 쪽으로 생각을 바꾸는 것. 그것이 지금 시대가 요구하는 태도일지 모릅니다.

"걸릴 사람은 결국 걸린다"라는 윤방부 박사의 말은 허탈하게 들릴 수도 있습니다. 하지만 그 말속에는 "그래도 포기하지 말라"는 단단한 진심이 담겨 있습니다. 삶이란 예측할 수 없고, 우리에게 주어진 선택권은 오늘 하루를 어떤 태도로 살아갈 것인가에 있습니다.

이 장에서는 건강에 대한 두 분의 견해 차이가 흥미롭고 유쾌하게 드러납니다. "고기를 먹어야 힘이 난다"라는 윤방부 박사와 "고기를 먹을 땐 지방을 조심해야 한다"라는 이시형 박사의 조언이 맞섭니다. 한쪽에서는 "술은 사람 냄새 나는 문화"라며 너그러운 시선을 보내고, 다른 한쪽에서는 "그래도 건강을 생각하면 안 마시는 게 낫다"라고 단호히 말합니다.

정답이 하나로 정해진 것이 아니라, 각자의 삶의 방식과 체질, 환경에 따라 스스로 기준을 세워야 한다는 메시지가 조용하지만 분명하게 전해집니다. 이 장에서는 건강이란 완벽한 해답을 찾는 것이 아니라, 자기 삶에 맞는 '균형'을 찾아가는 과정임을 일깨워줍니다.

치매와 암도 관리하는 시대

● 치매는 존엄성마저 빼앗기 때문에 가장 피하고 싶은 질병이지만, 아직 뚜렷한 치료법이 없는 것이 현실입니다. 그렇다면 이 치매라는 병을 어떤 태도로 접근하는 것이 바람직할까요?

윤방부 치매는 원인에 따라 좀 다르게 접근할 필요가 있습니다. 혈관성 치매는 뇌혈관이 손상되면서 발생하는데, 중풍을 앓거나 뇌출혈을 겪은 경우가 해당하죠. 전체 치매 중 30% 정도 됩니다. 비교적 원인이 명확한 편이기 때문에 원인 질환을 예방하고 관리하는 게 중요합니다.

반면 흔히 말하는 알츠하이머형 치매는 전체 치매의 60~70%를 차지하는데, 아직 정확한 원인이 밝혀지지 않았습니다. 타우 단백질이나 베타 아밀로이드 같은 얘기들이 언급되긴 하지만요. 알츠하이머형 치매는 유전적 요소가 크다고 보기 때문에, 이건 좀 '언터처블(untouchable)'한 존재라고 느껴집니다. 언제 걸릴지 예측이 어렵고, 걸릴지 안 걸릴지도 알 수 없어요. 결국 치매의 60~70%는 '올 때 되면 오는 거다'라고 생각하고 있습니다.

다행인 것은 일상생활에 큰 불편이 없는 경도인지장애 상태에서 치매로 넘어가는 속도를 늦추는 약들이 꽤 많이 나오고 있다는 거예요. 경도인지장애가 있으면 1년에 15% 정도가 치매로 진행되는데, 앞으로는 치매도 결국 '약을 먹으며 살아가는 병'이 될 가능성이 큽니다. 암도 이제는 항암 치료를 받으면서 오랫동안 살아가는 경우가 많아졌잖아요. 치매 역시 그렇게 조절하며 살아가는 흐름으로 갈 거예요. 그러니까 중년부터 너무 걱정을 앞당겨서 하지 않아도 된다고 생각합니다.

<u>이시형</u> 맞습니다. 최근에는 치매 발병 시기를 늦추는 쪽으로 꽤 의미 있는 발전이 있었습니다. 예를 들어 'APOE4(아포이포)'라는 유전자가 있어요. 이 유전자를 한쪽 부모에게서 물려받으면 치매 발병 확률이 약 30%, 양쪽 부모 모두에게서 물려받으면 50%까지 올라갑니다.

APOE4 유전자를 가진 비율이 미국인은 13%, 일본인은 9%

인데, 한국인은 무려 20%입니다. 이건 정말 높은 수치예요. 실제로 치매 환자의 약 70%가 APOE4 유전자를 갖고 있습니다. 미국에는 '아포이포 클럽'도 있어요. APOE4 유전자를 가진 사람들이 모여서 춤도 추고 영화도 보고, 새로운 일에도 도전하면서 아주 활기차게 지냅니다. 특히 APOE4를 가진 경우에는 30대부터 치매 증상이 나타나기도 한다니, 유전자 검사를 한 번쯤 받아보는 것도 의미 있다고 생각합니다.

윤 박사님 말씀처럼, 치매를 완전히 없애거나 예방만으로 막는 건 쉽지 않아요. 오히려 약물 치료를 통해 진행 속도를 늦추고, 생활 속에서 관리하면서 함께 살아가는 방향으로 갈 가능성이 큽니다. 확실한 건 뇌라는 기관이 어떤 경계를 넘으면 급격히 기능이 저하되는 특징이 있다는 점이에요. 이런 현상에 대해서도 앞으로 더 많은 연구가 필요해 보입니다.

윤방부 '77세 치매'라는 말이 있어요. 일본에서 나온 표현인데, 77세 생일을 지나고 나서 갑자기 치매 증상이 본격적으로 오는 경우가 많다는 겁니다. 생일파티 때까진 멀쩡했는데, 그 이후부터 길을 잃거나 집을 못 찾는 일이 생기는 거죠.

실제로 우리나라에서도 이런 사례가 꽤 있어요. 어느 날 갑자기 확 찾아오는 패턴이 분명히 있다는 거죠. 치매는 우리가 완전히 막을 수도, 완전히 예측할 수도 없는 병이에요. 하

"
경도인지장애가 있으면 1년에 15% 정도가
치매로 진행되는데, 앞으로는 치매도 결국
'약을 먹으며 살아가는 병'이 될 가능성이 큽니다.
암도 이제는 항암 치료를 받으면서 오랫동안
살아가는 경우가 많아졌잖아요.
치매 역시 그렇게 조절하며 살아가는 흐름으로
갈 거예요. 그러니까 중년부터 너무 걱정을
앞당겨서 하지 않아도 된다고 생각합니다.

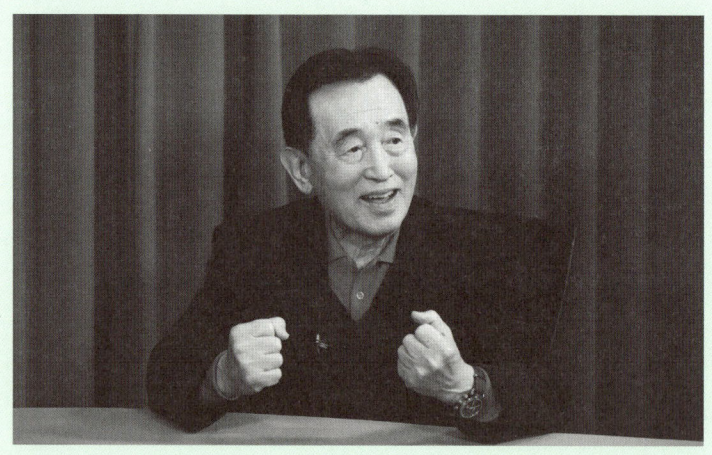

지만 조금이라도 발병 시기를 늦추고, 진행 속도를 조절하면서 살아갈 수 있다면, 그것만으로도 충분히 의미 있다고 생각합니다.

● **그렇다면 일상에서 우리가 치매를 조금이라도 늦추거나 예방하기 위해 실천할 수 있는 생활 방식에는 어떤 것들이 있을까요?**

윤방부 저는 솔직히 없다고 봅니다. 이론적으로는 다양한 방법들이 나와 있지요. '라디오를 들어라' '글을 써라' '수학 문제를 풀어라' 같은 이야기들이죠. 하지만 임상 현장에서 매일 환자들을 보면서 느끼는 건, 그렇게 해서 치매를 예방하는 경우는 거의 없다는 겁니다.

외래 진료를 보다 보면 환자들이 자주 묻습니다. "요즘 기억력이 떨어지는데 치매 걸리는 건가요?" "건망증이 심해졌는데 치매 초기 아닌가요?" 그럴 때마다 저는 이렇게 대답해요. "치매는 올 사람은 옵니다. 그걸 막는 건 쉽지 않아요." 조금 냉정하게 들릴 수도 있지만, 현실적으로 보면 이게 사실입니다.

이시형 저도 비슷한 생각입니다. 치매를 예방할 수 있는 확실한 방법은 아직 없어요. 이런 이야기를 들으면 실망스러울 수 있지만, 그것이 지금의 과학이 가진 한계입니다. 그렇다고 아무것도 하지 않을 수는 없지요. 그나마 도움이 된다고 알려진 건, 머리를 자주 쓰는 생활입니다. 꾸준히 뇌를 사용하는 활동이 인지 기능 유지에 좋다고 해요.

요즘은 '치매'라는 말보다 '인지장애'라는 표현을 더 많이 씁니다. '치매'라는 단어가 주는 심리적 부담이 너무 크니까요. 경도인지장애는 영어로 MCI(Mild Cognitive Impairment), 즉 가벼운 인지장애라는 의미죠. 이 시기에는 일상생활이 가능하지만, 방치하면 치매로 넘어갈 수 있으니 최대한 지연 전략을 실천해야 합니다.

윤방부 앞으로는 '치료' 면에서도 희망을 가질 수 있을 것으로 보입니다. 완치는 어렵더라도, 일상생활에 큰 지장이 없도록 도와주는 약들이 요즘 하나둘씩 개발되고 있어요. 이제 치매도 암처럼 관리하는 시대가 올 거라 생각됩니다.

안 좋다는 걸 다 피하면서 살 수 없다

● 암은 다양한 신약들이 개발되면서 더 이상 절망적인 병으로만 여겨지지 않는 시대가 되었습니다. 암을 만성질환처럼 관리하자는 주장도 있는데, 두 분은 어떻게 생각하시는지요?

이시형 암도 하나의 생활습관병처럼 받아들이는 분위기가 생기고 있지요. 생활 습관을 관리하는 건 암뿐만 아니라 모든 질병의 기본입니다. 암 역시 이런 시각으로 바라보는 것이 현실적이고, 예방이나 관리에도 도움이 됩니다.

요즘은 암 진단을 받아도 예전처럼 크게 놀라는 경우가 줄었다고 느껴져요. 암도 하나의 만성질환으로 받아들이는 분위기죠. 어떤 분들은 이렇게 말합니다. "70~80세 넘으면 굳이 건강검진 받을 필요 없다. 그 나이면 암 아니면 치매니까." 오히려 괜히 검진받고 기분만 나빠질 수 있다는 이야기지요. 너무 민감하게 반응하기보다는 자연스럽게 일상을 유지하면서 어떻게 잘 관리하며 살아갈지를 고민하는 것이 더 중요한 시대가 되었다고 봅니다.

윤방부 치료법이 많이 발전했지만, 암에서 가장 중요한 건 여전히 조기 발견과 조기 치료입니다. 영어로 표현하면 'Early Detection, Early Treatment'예요. 이 접근이 암을 다루는 데 있어 가장 효과적이라고 생각합니다.

또 암에 잘 걸리는 식습관이나 성격, 다양한 위험 요인에 관한 이야기들도 참 많지요. "붉은 고기를 많이 먹으면 대장암에 걸린다" "담배 피우지 말라" "술 마시지 말라", 발암물질은 모조리 피하라고들 하지요. 의사로서 저 역시 과학적 연구 결과들은 존중합니다.

하지만 때로는 이런 조심스러운 생활 방식이 과연 의미가 있을까 싶기도 해요. 물론 폐암처럼 원인이 명확한 경우에는 반드시 조심해야겠지요. 하지만 모든 암이 그렇게 단순한 인과관계를 가지는 것은 아닙니다. 결국 암에 걸리지 않는 것만을 목표로 살아가는 건, 행복한 삶이라고는 할 수 없을 겁니다.

이시형 암은 생활습관병이라는 인식을 갖는 것이 중요합니다. 건강한 식사, 꾸준한 운동, 스트레스 관리, 그리고 충분한 수면 같은 작은 습관들이야말로 암을 예방하는 가장 든든한 힘이 됩니다.

또한 정기적인 건강검진을 통해 암을 조기에 발견하고 관리하는 것도 꼭 필요해요. 만약 암 진단을 받게 되더라도, 지나치게 두려움에 빠지기보다는 마음을 잘 다스리고 일상의 균형을 지키는 것이 중요합니다. 마음이 흔들리면 몸도 함께 무너질 수 있기 때문입니다.

● 한국인의 사망원인 1위는 암으로 알려졌지만, 실제로는 뇌혈관, 심혈관, 당뇨 등 혈관 질환으로 인한 사망자 수가 더 많습니다. 혈관 건강을 지키는 방법에는 어떤 것들이 있을까요?

이시형 혈관 건강은 건강한 노후를 위한 기본 토대입니다. 피가 잘 돌아야 뇌도 심장도 제대로 기능할 수 있으니까요. 그런데 혈관이 한 번 막히거나 터지면, 심각한 후유증은 물론 돌연사로 이어질 수도 있습니다. 그래서 나이가 들수록 혈관 건강에 민감하게 주의를 기울이는 것이 중요합니다.

사실 특별한 비법이 있는 건 아닙니다. 우리가 이미 알고 있는 기본을 얼마나 꾸준히 실천하느냐가 관건이에요. 덜 짜고 덜 기름진 자연식 위주의 식사, 매일 걷는 정도의 가벼운 운동, 스트레스 관리, 그리고 충분한 수면. 이런 생활 습관들이 혈관 건강을 지켜줍니다.

윤방부 특히 혈압, 콜레스테롤, 중성지방, 혈당 같은 수치를 잘 조절하는 게 혈관 건강의 핵심입니다. 요즘은 약이나 수술 기술이 많이 발전해서 문제가 생겨도 어느 정도 대응이 가능하지만, 역시 가장 좋은 건 평소에 생활 습관을 잘 관리하는 거죠. 매일 조금이라도 꾸준히 몸을 움직여주는 것만으로도 혈관에는 큰 도움이 됩니다.

이시형 혈관 질환은 때로 무섭게 찾아옵니다. 심장이 갑자기 '콱' 막혀 급사하는 경우도 있고, 운 좋게 회복되더라도 반신불수나 언어 장애 같은 심각한 후유증이 남는 경우가 많아요. 그렇게 되면 오랜 기간 와병 생활을 하게 되고, 결국 삶의 질이 크게 떨어질 수밖에 없습니다. 그래서 무엇보다 예방이 중요합니다.

윤방부 맞습니다. 혈관 질환은 갑작스럽게 발생할 수도 있지만, 유발 인자를 조기에 발견하고 잘 관리하면 요즘은 충분히 대응이 가능합니다. 지방, 콜레스테롤, 중성지방 같은 수치나 혈압, 혈당 같은 요소들은 우리가 익숙하게 알고 있는 것들이잖아요. 이런 것들이 혈관을 손상시키는 주요 원인이기 때문에, 조기에 발견해서 조절하면 충분히 관리할 수 있어요.

운동도 중요합니다. 꾸준히 움직여주는 것만으로도 혈관 건강에 큰 도움이 되거든요. 반면에 혈액순환에 좋다고 알려진 음식이나 건강보조제는 기대만큼 효과가 없어요. 물론 병이 생긴 후에는 아스피린처럼 도움이 되는 약도 있지만, 미리 그런 약을 챙겨 먹는다고 해서 큰 도움이 되지는 않아요. 오히려 위험 요소를 피하고 기본적인 생활 습관을 지키는 것이 훨씬 현실적이고 효과적입니다.

현재 혈관 질환은 의학적으로 꽤 잘 관리되고 있는 편입니다. 중풍이나 심장질환 모두 혈관 문제인데, 약이나 수술, 시술이 많이 발전해서 치료가 잘 됩니다. 물론 위험 요소를 피하는 것이 가장 좋지만, 설령 문제가 생기더라도 요즘은 충분히 대응할 수 있는 시대가 됐다고 봅니다.

이시형 혈관 건강은 하루아침에 이루어지는 게 아니에요. 이미 알고 있는 건강한 생활 습관을 '꾸준히' 지키는 것, 그게 가장 확실한 답이라고 생각합니다.

반복해서 강조하지만, 식사는 소박하고 자연에 가까운 음식으로 덜 짜게, 덜 기름지게, 그리고 조금 덜 먹는 습관이 중요해요. 매일 걷기만 해도 혈관은 훨씬 튼튼해집니다. 그리고 빠뜨릴 수 없는 것이 바로 스트레스 관리와 숙면이에요. 이런 작은 생활 습관 하나하나가 쌓여서 혈관을 건강하게 만들고, 우리의 노후를 건강하게 지켜주는 기반이 됩니다.

살찌는 게 좋다 vs 빼는 게 좋다

● 건강에 대해서는 상반된 주장들이 많습니다. 그중 대표적인 주제들에 대해 두 분의 견해를 여쭙고 싶습니다. 먼저, 중년 이후에는 살이 조금 찌는 것이 건강에 이로운가요, 아니면 체중을 줄이는 것이 좋은가요?

<u>윤방부</u> 살은 조금 찌는 편이 빠지는 것보다는 낫습니다. 나이가 들면 기력도 떨어지고, 체력도 약해지잖아요. 살이 약간 붙어있는 편이 보기에도 좋고, 실제로도 건강에 도움이 됩니다. 특히 암 같은 질환이 생겼을 때는 마른 사람보다 체중이 조금 있는 사람이 치료 반응도 더 좋다고 알려져 있어요. 물론 이유 없이 일부러 살을 찌울 필요는 없지만, 너무 마른 것보다는 약간 살이 있는 상태가 의학적으로 더 낫다

고 할 수 있습니다.

이시형　저도 중년 이후에는 살이 조금 찌는 게 오히려 건강에 도움이 된다고 생각합니다. 너무 마르면 면역력과 회복력이 떨어질 수 있고, 사망률도 높아질 수 있어요. 적당한 체중은 몸을 보호해 주는 역할을 합니다. 물론 복부비만이나 내장지방은 따로 관리해야 하지만요.

윤방부　나이 들어서 너무 마르고 힘없어 보이면, 주변 사람들도 걱정합니다. 체력이 있어야 웬만한 병이 와도 이겨낼 수 있으니까요.

이시형　실제로 체질량지수, 그러니까 BMI는 나이가 들면서 10년에 1씩 올라가는 게 정상이라고 합니다. 제 또래 학교 동기들을 봐도 그래요. 나이 들어서 몸무게가 빠지기 시작하면, "이제 멀지 않았구나" 싶을 때도 있어요. 그래서 저는 오히려 살이 조금 붙는 쪽이 훨씬 낫다고 봅니다.
이유 없이 살이 빠지는 건 단순한 체중 변화가 아니라, 건강이 급격히 나빠지고 있다는 신호일 수 있어요. 그럴 때는 그냥 넘기지 말고, "몸이 이제 마지막 단계로 가고 있구나" 하고 진지하게 받아들일 필요가 있습니다. 그래서 저는 '살찌우는 다이어트 클럽'을 열어볼까 하는 생각도 있습니다.

● 채식 위주의 식단이 몸에 좋다는 인식이 널리 퍼져 있는데요. "고기보다 채소를 많이 먹는 것이 더 좋다"는 주장에 대해서는 어떻게 생각하시는지요?

<mark>윤방부</mark> 저는 솔직히 "채소만 먹어라"라는 말에는 좀 질색하는 편입니다. 고기를 좋아하기도 하고, 고기를 먹어야 힘이 난다고 믿거든요. 대중 강연을 할 때도 청중들에게 "고기는 국력이다"라고 집에 써 붙이라고도 합니다.(웃음) 실제로 고기를 많이 먹는 나라 사람들을 보면 활력도 넘치고, 스포츠 같은 분야에서도 힘이 느껴지잖아요.

<mark>이시형</mark> 그건 임상 의사의 입장에서 충분히 근거 있는 이야기라고 생각합니다. 다만 고기를 먹을 때 꼭 기억해야 할 게 있어요. 고기에는 단백질만 있는 게 아니라 지방도 함께 들어 있습니다. 기름기를 제거한다고 해도, 고기 자체가 본질적으로 단백질과 지방이 같이 있는 식품이거든요. 특히 혈관 건강을 생각한다면, 지방 섭취는 조심해야 합니다.

<mark>윤방부</mark> 채소도 물론 중요합니다. 하지만 우리나라 사람들은 원래 채소를 잘 먹는 민족이에요. 김치를 비롯해 대부분의 반찬이 채소잖아요. 그래서 "채소를 좀 더 드세요"라는 말은 서양 사람들에게는 필요할지 몰라도, 우리나라 사람들에겐

크게 필요 없는 조언이라고 생각합니다. 오히려 우리는 고기를 좀 더 먹을 필요가 있어요.

미국 사람들은 하루 평균 500g 넘게 고기를 먹는다는데, 그건 너무 많습니다. 반면 일본은 140g 정도인데, 그 정도가 적당하다고 봐요. 우리나라는 아직도 평균 섭취량이 70~80g밖에 안 되거든요. 실제로 고기를 먹고 운동을 해보면 확실히 피로감이 덜하고, 힘이 납니다. 그래서 저는 스스로를 '육식 홍보대사'라고 소개하기도 합니다.

<u>이시형</u> 고기는 흰 부분, 즉 지방이 섞여 있어야 더 맛있고, 실제로 그런 부위가 더 비싸기도 하죠. 그래서 고기를 먹는다는 건 결국 지방도 함께 먹는다는 뜻입니다. "기름기를 제거하고 먹으면 된다"라고 하지만, 현실적으로는 쉽지 않아요. 특히 혈관 건강을 생각한다면 이런 지방 섭취는 조심할 필요가 있어요.

반면 채소는 비타민, 미네랄, 식이섬유가 풍부해서 면역력 강화와 장 건강에 큰 도움이 됩니다. 고기도 분명 필요한 식품이지만, 과도하게 먹으면 오히려 염증을 유발하거나 심혈관질환의 위험을 높일 수 있어요. 그래서 장기적으로 보면, 고기보다는 채소를 충분히 섭취하는 쪽이 건강과 장수에 더 유리하다고 봅니다.

윤방부 지방이나 콜레스테롤 문제는 생각보다 단순하지 않습니다. 음식이 콜레스테롤 수치에 미치는 영향은 고작 5% 정도예요. 대부분은 별 영향이 없습니다. 콜레스테롤 자체는 우리 몸에 꼭 필요한 물질이에요. 부족하면 호르몬 생성도 어렵고, 에너지 대사도 제대로 안 됩니다. 중요한 건 콜레스테롤 수치를 '적정하게' 유지하는 거죠. 너무 높으면 혈관이 막히고, 너무 낮으면 출혈 위험이 생깁니다.

요즘은 콜레스테롤 수치가 높더라도 약으로 충분히 조절이 가능합니다. 예전처럼 무조건 고기를 피해야 한다는 생각은 이제 좀 바뀔 필요가 있지요. 고기를 먹되, 이 박사님 말씀처럼 채소를 충분히 섭취하는 것이 중요합니다.

영양제 꼭 필요하다 VS 필요하지 않다

● 건강과 관련해 술에 대한 의견도 늘 엇갈립니다. 술은 조금씩이라도 마시는 편이 좋은가요, 아니면 아예 안 마시는 게 건강에 더 도움이 될까요?

윤방부　저는 개인적으로 술을 조금은 마시는 게 좋다고 생각해요. 술이 1급 발암물질이라는 말도 있지만, 그걸 너무 심각하게 받아들이진 않아요. 술을 즐기는 사람들을 보면 참 부럽습니다. 말도 잘하고 분위기도 살리고, 사람 냄새가 나잖아요. 그런데 저는 술을 못하니까 그냥 부러워만 하고 있어요.

이시형　건강만을 생각하면, 술은 아예 마시지 않는 게 가장 안전합니다. 소량이라 해도 습관이 되면 점점 양이 늘어나기 쉽고, 간이나 심혈관에 부담을 줄 수 있거든요. 나이가 들수록 알코올 해독 능력도 떨어지고요.

하지만 또 한편으로는, 세계 장수촌을 조사한 '블루존 리포트'를 보면 흥미로운 공통점이 있어요. 저녁 식사 때 이웃들과 함께 한두 잔 술을 나누며 교류하는 문화가 있다는 점입니다. 결국 중요한 건, 적당히 자연스럽게 즐기는 겁니다.

윤방부 술은 건강의 측면보다는 인생의 측면에서 봐야 한다고 생각해요. 술은 어디까지나 기호의 문제죠. 다만 언제나 강조하는 건, 술로 인해 문제를 일으키지 말아야 한다는 겁니다.

술을 마시면 흔히 '폭스(fox) – 울프(wolf) – 피그(pig)'라는 단계를 거친다고 합니다. 처음엔 기분이 좋아져서 "당신이 제일 예뻐요" "과장님 정말 멋지십니다" 같은 말을 하는 '여우 단계'가 있고, 그 다음엔 점점 거칠어지는 '늑대 단계', 마지막은 제어력을 잃고 아무 데서나 쓰러지는 '돼지 단계'로 이어지죠. 술은 이 여우 단계까지만 마셔야 해요. 그게 대략 두세 잔 정도라고 보면 됩니다.

이시형 그래요. 사실 사회생활을 하다 보면, 한두 잔 술을 나누는 것만으로도 인간관계를 부드럽게 만들어줄 때가 많잖아요. 저 역시 술을 전혀 못 마시는데, 그런 면에서는 한두 잔 즐길 수 있는 사람들이 참 부럽습니다.

● 건강에 관한 관심이 높아지면서 건강보조식품이나 영양제를 챙겨 먹는 분들이 많아졌습니다. 실제로 도움이 된다고 보시는지요?

<u>윤방부</u> 저는 원칙적으로 영양제는 안 먹는 것이 기본이라고 생각합니다. 물론 사람에 따라 생활 습관이나 식습관이 다르기 때문에, 특정 영양소가 부족할 수는 있죠. 그런 경우라면 조금 보충해 주는 건 괜찮다고 봅니다. 하지만 특별한 이유 없이 무조건 이것저것 챙겨 먹는 건 바람직하지 않아요. 실제로는 비타민조차 안 먹는 게 좋다는 전문가들도 있어요. 저 역시 따로 챙겨 먹는 영양제는 없습니다.

<u>이시형</u> 저도 기본적인 생각은 같습니다. 다만 나이가 들면 소화력이나 흡수력이 떨어지기 때문에, 식사만으로는 충분하지 않을 때가 있어요. 그럴 땐 필요한 영양소만 최소한으로 보충해 주는 것도 방법입니다.
특히 나이가 들수록 미네랄 같은 성분은 자연스럽게 부족해지기 쉬워요. 이런 결핍은 눈에 띄지 않더라도 장기적으로는

질병의 원인이 될 수 있습니다. 그래서 연령대에 맞춰 필요한 영양소는 한 번쯤 점검해 보고, 부족한 부분은 보충하는 게 좋다고 생각해요. 저도 특별히 챙겨 먹는 영양제는 없습니다.

윤방부　다만 비타민D가 전반적으로 부족한 건 사실이에요. 거의 실내 생활만 하니까요. 예전처럼 햇볕을 자주 쬐는 환경이 아니잖아요. 그래서 저는 환자들에게 비타민D만큼은 꼭 보충하라고 권합니다. 먹는 약도 있지만, 가능하면 주사로 맞는 걸 추천해요. 흡수도 빠르고 효과도 더 확실하니까요. 저는 따로 챙겨 먹지는 않지만, 햇빛을 거의 못 보는 분들에게는 꼭 필요합니다.

하루 1만 보 걸어라 VS 그럴 필요 없다

● **'하루 1만 보 걷기'를 권장하는 이야기도 자주 듣습니다. 정말 1만 보를 걷는 것이 건강에 필수적인가요?**

윤방부 걷는 게 좀 귀찮을 수는 있지만, 건강을 위해서는 꼭 필요하다고 생각해요. '하루 1만 보를 걸어라'라는 말이 나온 이유는, 보통의 보폭으로 1만 보를 걸으면 약 6km 정도가 되기 때문이에요. 이 정도 걸으면 대략 300칼로리 정도가 소모됩니다. 우리가 하루 동안 섭취하고 남는 칼로리를 자연스럽게 조절해 주는 셈이죠.

걷기는 단순한 운동 그 이상입니다. 정신적인 안정에도 좋고, 근력이나 균형감각 유지에도 도움이 됩니다. 물론 꼭 '1만 보'라는 숫자에 집착할 필요는 없어요. 자기 생활에 맞게, 편안하게 걸을 수 있는 만큼 걸으면 됩니다. 매일 조금씩 걷는 사람도 있고, 주말에 몰아서 걷는 사람도 있는데, 연구 결과에 따르면 큰 차이는 없다고 하더군요. 중요한 건 꾸준히 걷는 겁니다.

이시형 　맞습니다. 하루 1만 보 걷기는 심혈관 건강에도 좋고, 전반적인 신체 활력을 유지하는 데도 도움이 됩니다. 다만 최근 연구들을 보면 꼭 1만 보를 채우지 않아도 괜찮다고 해요. 하루 6,000보에서 8,000보 정도만 걸어도 충분한 건강 효과를 볼 수 있다고 합니다. 결국 핵심은 '얼마나 많이'보다 '얼마나 꾸준히'에 있습니다. 무리하지 않고, 자기 컨디션에 맞춰 매일 걷는 습관을 들이는 게 가장 좋은 걷기 방식입니다.

● 　**따뜻하게 지내는 것이 건강에 좋다고 말하는 반면, 서늘한 환경이 도움이 된다고 말하기도 합니다. 두 분께서는 어떻게 생각하시는지요?**

윤방부 　추운 나라에서는 따뜻하게, 더운 나라에서는 시원하게 지내야 한다고들 하잖아요. 저도 그 말에 동의합니다. 그런데 "뜨거운 물을 마셔야 한다" "미지근한 물이 몸에 좋다"

같은 이야기는 사실 근거가 부족하다고 봐요.

날씨가 더우면 찬물을 찾게 되고, 추우면 따뜻한 걸 마시는 게 자연스러운 거잖아요. 결국 생활환경에 따라 달라지는 문제라고 생각합니다. 뜨거운 물이 건강에 더 좋다, 찬물이 더 좋다, 그런 건 없어요. 자기 몸에 맞게, 편하게 마시는 게 제일입니다.

이시형 다만 노년기에는 따뜻하게 지내는 것이 건강에 더 유리합니다. 나이가 들수록 체온 조절 능력이 떨어지거든요. 체온이 낮아지면 면역력이 약해지고, 혈관이 수축하면서 심혈관질환의 위험도 커질 수 있어요. 특히 손발이 차거나 저체온 증상이 있는 경우 서늘하게 지내기보다는 몸을 따뜻하게 유지하는 데 신경 써야 합니다. 따뜻한 옷차림, 따뜻한 음식, 그리고 실내 온도 관리 같은 작은 생활 습관은 노년기 건강을 지키는 데 큰 역할을 합니다.

● **나이가 들면 굳이 건강검진을 받을 필요가 없다는 주장도 합니다. 고령일수록 건강검진이 더 필요하다고 보시는지요? 아니면 어느 시점부터는 선택적으로 접근하는 것이 낫다고 보시는지요?**

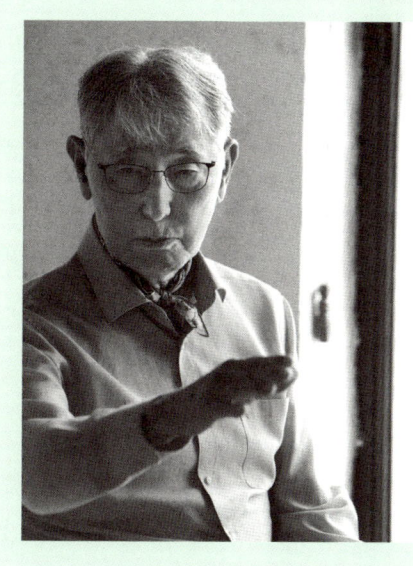

❝
최근 연구들을 보면 꼭 1만 보를 채우지 않아도
괜찮다고 해요. 하루 6,000보에서 8,000보 정도만
걸어도 충분한 건강 효과를 볼 수 있다고 합니다.
결국 핵심은 '얼마나 많이'보다
'얼마나 꾸준히'에 있습니다. 무리하지 않고,
자기 컨디션에 맞춰 매일 걷는 습관을 들이는 게
가장 좋은 걷기 방식입니다.

윤방부 건강검진은 현대의학이 주는 큰 혜택 중 하나입니다. 저는 이건 안 하면 손해라고 생각해요. 일단 건강검진은 꼭 받아야 해요. 다만 어느 수준까지, 얼마나 자주 받아야 하느냐는 개인에 따라 달라야 합니다. 저는 환자들에게 항상 "분수에 맞게 받으세요"라고 말합니다. 여유가 있으면 2,000만~3,000만 원을 들여 정밀 검진을 해도 좋고, 그렇지 않으면 국민건강보험에서 제공하는 기본 검진만으로도 충분합니다.

검진 주기도 마찬가지예요. 위내시경은 2년에 한 번 받는 게 일반적이지만, 1년에 한 번 받아도 손해 볼 건 없지요. 중요한 건, 어떤 방식으로든 건강검진은 꼭 필요하다는 겁니다.

이시형 저는 개인적으로 85세 이후부터는 건강검진을 받지 않아도 된다고 생각해요. 이 나이쯤 되면 치매나 암 같은 만성질환이 대부분인데, 그런 병에 걸려서 죽으나 그냥 자연스럽게 생을 마무리하나 결국 비슷하다고 생각하거든요. 이미 있는 병을 모르고 사는 경우도 많고, 알아도 생활에 큰 차이가 없는 경우가 많습니다.

그렇다고 해서 노년에 건강검진이 의미 없다는 뜻은 아니에요. 질병을 조기에 발견해서 치료하거나 생활 습관을 조정할 기회를 얻는 건 여전히 중요합니다. 다만 과잉 검진이나 불필요한 치료로 이어지지 않도록, 나이 들수록 더 신중할 필요가 있다고 생각해요.

<u>윤방부</u>　저도 같은 생각입니다. 건강검진은 복잡한 정밀검사만 있는 게 아닙니다. 간단한 피 검사는 나이에 상관없이 누구나 받아보는 게 좋아요. 피 한번 뽑아서 내 몸 상태를 확인하는 것만으로도 충분히 의미가 있습니다.

예를 들어 나이가 들수록 빈혈이 흔해지는데, "요즘 너무 피곤하다"라고 느끼는 분들 중 피 검사에서 빈혈이 발견되는 경우가 꽤 많습니다. 이런 경우엔 간단히 철분제를 복용하는 것만으로도 컨디션이 크게 좋아집니다. 그래서 피 검사처럼 기본적인 체크는 누구에게나 권하고 싶어요. 이런 간단한 검진만으로도 삶의 질을 유지하거나 높이는 데 분명히 도움이 되거든요.

9장

평생 도전하고 배우고
성장하라

성장하려는 사람에게 삶의 방향이 생긴다

중년은 인생의 정점인가, 쇠퇴의 시작인가? 마흔을 넘기고 쉰이나 예순에 접어들면, 누구나 한 번쯤 이 질문 앞에 서게 됩니다. 은퇴가 다가오고 자녀는 독립하며, 몸과 마음은 예전 같지 않습니다. 사회에서 역할도 점점 작아지는 듯 느껴지죠. "나는 여전히 의미 있는 사람인가?" "앞으로의 삶은 무엇으로 채울 수 있을까?" 이런 근본적인 물음이 가슴을 파고듭니다.

불안과 혼란 속에서 방향을 잃기 쉬운 이 시기에, 이시형·윤방부 박사는 "평생 성장에 해답이 있다"고 말합니다. 이 장에서는 질문합니다. 왜 중년 이후에도 '성장하겠다'라는 다짐이 중요한가? 나이 들어도 성장할 수 있다는 믿음은 우리 삶을 어떻게 바꾸는가? 그리고 우리는 무엇을 준비하고, 어떻게 실천해야 평생 성장의 길을 걸을 수 있을까?

이시형·윤방부 박사는 단호히 말합니다. "성장은 젊은이만의 전유물이 아니다." 성장은 빠르게 높이 오르는 양적 성장도 있지만, 나를 깊게 성찰하며 단단하게 익어가는 질적 성장도 있습니다. 오히려 은퇴 이후야말로 외부의 평가가 아닌 내면의 목소리에 따라 삶을 새롭게 빚어갈 수 있는 시간입니다.

이 장은 인생의 전환점 앞에 선 호모헌드레드에게 깊은 공감과 함께 실천적 해답을 건넵니다. "나는 여전히 자라고 있다"라는 확신이 다시 삶을 움직이게 할 때, 중년 이후의 시간은 '여생'이 아니라 '또 하나의 시작'이 될 수 있습니다.

양적 성장에서 질적 성장으로

● 지금까지 살아온 경험과 성취에 안주하지 않고, 중년 이후에도 배우고 성장하겠다는 마음을 갖는 것이 왜 중요한가요? 그러한 태도가 어떤 긍정적인 변화를 가져다줄 수 있는지요?

이시형 저는 은퇴를 단순히 '일의 마침표'라고 생각하지 않아요. 오히려 인생의 또 다른 국면이 시작되는 출발점이라고 생각합니다. 그래서 지금도 "평생 성장한다"라는 마음으로 살아가고 있죠.

나이가 들수록 몸은 예전 같지 않고, 세상은 끊임없이 바뀌잖아요. 그럴수록 "나는 여전히 배울 것이 있고, 할 수 있는 일이 있으며, 의미 있는 존재다"라고 믿는 태도가 중요하다고 느낍니다. 이 한 가지 생각만으로도 정신적인 건강은 물론이고 신체의 활력, 사람들과의 관계까지도 긍정적으로 변화합니다.

윤방부   맞습니다. 저도 인간은 평생 성장한다고 믿어요. 어릴 땐 눈에 띄게 쑥쑥 자라고, 젊을 땐 넘치는 에너지로 폭발적인 성장을 합니다. 그리고 마흔을 넘기면 좀 더 느리고 조용한 방식으로 자라죠. 그것이 인간의 자연스러운 흐름이라고 생각해요. 일흔이든, 아흔이든 사람은 계속 배우고 익힐 수 있습니다. 단지 그 속도나 형태가 달라질 뿐, 성장은 멈추지 않습니다.

이시형   그래서 저는 항상 이야기해요. "성장하려는 마음을 가지면 삶에 방향이 생깁니다." 목표가 있는 사람은 하루하루를 그저 흘려보내지 않고, 살아 있는 시간으로 채워나가게 되죠.
우리의 뇌는 목표를 가질 때 활성화되고, 몸은 목적을 향해 움직일 때 생기를 얻습니다. 그래서 저는 지금도 매년 책을 쓰고 강연을 다니며, 새로운 공부를 이어가고 있어요. 그 모든 것들이 제가 아침에 눈을 뜨고 하루를 시작할 수 있는 이유가 되어줍니다.

윤방부 꼭 무언가 대단한 일을 하지 않아도 괜찮아요. "반드시 성장해야 한다"라는 부담을 가질 필요도 없어요. 나이에 얽매이지 말고, 지금 이 순간을 충실히 살아가다 보면 그 나이에 맞는 열매를 자연스럽게 얻게 됩니다.

"내가 쉰인데, 벌써 예순인데", 이런 생각을 버려야 합니다. 그래서 저는 그런 분들에게 이렇게 말하곤 해요. "특별한 계획을 세우지 않아도 괜찮다. 대신 일상의 작은 흐름 안에서 천천히 자라가면 된다"라고요.

이시형 "나는 더 이상 성장할 수 없어"라고 스스로 단정하는 순간, 마음의 문도 닫히고, 몸의 에너지도 가라앉습니다. 반대로 "나는 아직도 성장할 수 있다"라는 믿음은 자존감을 키워주고, 외로움이나 무기력함도 막아줍니다. 은퇴 이후 우울해지는 분들 대부분은 목표와 배움의 기회를 잃어버린 분들이에요.

저는 인생을 계주에 자주 비유합니다. 중년은 1번 주자는 아니지만, 2번이나 3번 주자쯤 되는 시기예요. 이때 중요한 건 빠르게 달리는 게 아니라, 다음 주자에게 바통을 잘 넘기는 겁니다. 저도 젊은 시절 400미터 계주 선수로 뛰었는데요. 일본 육상선수들이 400미터 계주에 강한 이유도 바통 전달을 잘하기 때문이에요.

<u>윤방부</u> 정말 그렇습니다. 호모헌드레드의 역할이 바로 그거죠. 다음 세대에게 지혜와 경험이라는 바통을 자연스럽게 넘겨주는 일입니다. 그리고 그 일을 위해서는 멈추지 않고, 천천히라도 계속 걸어가야 해요. 결국 "나는 아직도 살아 있고, 여전히 자라고 있다"라는 마음가짐이 우리의 삶을 풍요롭게 해줍니다.

● 젊었을 때의 성장과 중년 이후의 성장은 어떤 점에서 다르다고 생각하시나요? 그리고 그 차이가 우리 삶에 주는 의미는 무엇일까요?

<u>윤방부</u> 젊었을 때는 '능동적 성장'을 합니다. 내가 목표를 정하고, 계획을 세우고, 앞만 보고 달리잖아요. 무언가를 이루겠다는 욕망도 크고 에너지도 넘치고요. 저 역시 그랬습니다. 박사 학위를 받고, 미국에 유학을 떠나고, 가정의학이라는 전혀 새로운 길을 개척해 나갔죠. 그땐 솔직히 모든 것을 내 힘으로 해낸 줄 알았습니다.

그런데 정년 이후 좀 달라지더군요. 내가 스스로 나서거나 애쓰지 않아도 "누군가 나로 인해 자라고 있다"라는 걸 느끼게 됩니다. 제자든 후배든, 내가 능동적으로 나서지 않더라도 오히려 더 능동적으로 성장해 나갑니다. 그래서 저는 중

년 이후에는 '수동적 성장'이 필요하다고 생각해요. 이제는 '내가 빛나지 않아도 괜찮다'라고 생각하는 거죠. 다른 이들이 빛날 수 있도록 받쳐주는 일, 그게 중년 이후의 역할이라고 느낍니다.

이시형 젊은 시절엔 누구나 자기가 중심이에요. 어디까지 올라갈 수 있을지, 얼마나 벌 수 있을지, 얼마나 키워낼 수 있을지, 이른바 '양적 성장'이 삶의 기준이 되는 시기죠. 저도 마찬가지였어요. 한발 앞서 나가고, 더 많은 걸 이루는 것이 '성장'이라고 믿었으니까요.

그래서 젊었을 때는 윤 박사님이 말씀한 "내가 빛나지 않아도 된다"라는 생각을 절대 할 수 없어요. 그 생각을 진심으로 받아들일 수 있을 때, '질적인 성장'이 시작된다고 생각합니다. 젊을 땐 삶을 조망할 여유가 없어요. 승진, 생계, 자녀 교육 등 늘 눈앞의 일에 쫓기고 현재에 치여 살죠.

하지만 나이가 들면 비로소 인생을 전체적으로 바라볼 수 있는 시야가 생깁니다. 하루하루를 채우는 방식도 달라지죠. 조급하게 성취를 쌓기보다 조용히 나 자신을 깊게 다듬어가는 시간이 됩니다.

윤방부 그래서 저는 요즘 가능하면 무엇을 더 하느냐보다는 '어떻게 물러설 것인가'에 더 큰 관심을 가집니다. 세브란스병원에서 정년을 맞이한 뒤, 저도 개인 병원을 열어볼까, 고민한 적이 있었어요. 하지만 결국 개원을 포기했습니다. 제자들과 경쟁하고 싶지 않았거든요. 이제는 앞에 나서기보다 뒤에서 든든하게 버텨주는 사람이 되고 싶습니다.

이시형 결국 중년 이후에는 '성장의 방향'이 바뀌는 겁니다. 젊었을 땐 위로 올라가려는 성장에 집중했다면, 이제는 깊이를 향해 가는 거예요. 저는 이 시기를 '지혜롭게 익어가는 시간'이라고 말하고 싶습니다. 속도보다는 깊이, 성과보다는 성숙, 그것이 중년 이후에 우리가 추구해야 할 진짜 성장이라고 생각합니다.

지금이니까 할 수 있다는 마음

● 100세 시대를 준비하면서 호모헌드레드는 '평생 성장'을 실천하기 위해 어떤 준비가 필요할까요? 지금 구체적으로 무엇을 시작할 수 있을까요?

이시형 중년 이후에도 평생 성장을 이어가려면 반드시 챙겨야 할 세 가지가 있습니다. 첫째는 '뇌의 성장'입니다. 뇌는 나이와 상관없이 자극을 주면 반응하고 계속 성장해요. 책을 읽고, 글을 쓰고, 새로운 걸 배우는 것이 뇌를 젊게 만드는 방법입니다.

둘째는 '관계의 성장'입니다. 은퇴와 자녀 독립 등으로 관계의 구조가 바뀌는 시기이기 때문에, 의도적으로 관계를 정리하고 새롭게 만들어가는 노력이 필요해요.

셋째는 '삶의 의미에 대한 성장'입니다. 이제는 얼마나 많은 것을 이루었는가보다, 왜 살아가며 어떤 흔적을 남기고 싶은 지를 깊게 고민할 때입니다. 이 세 가지 성장을 지속해 나갈 때, 은퇴 이후의 삶은 단지 여생이 아니라 '또 하나의 전성기'가 될 수 있어요.

윤방부 저는 여기에 몇 가지 마음가짐을 더하고 싶습니다. 첫째는 '담대함'입니다. 나이라는 숫자에 위축되지 말고, "지금이니까 할 수 있다"라는 태도로 도전하는 거예요.
둘째는 '작은 데 연연하지 않는 마음'입니다. 중년 이후에는 사소한 일에 얽매이기보다는, "그럴 수 있지" 하고 너그럽게 넘기는 연습이 필요합니다.
셋째는 '배려'입니다. 관계는 내가 얼마나 배려하느냐에 따라 달라집니다. 말보다 귀를 여는 태도, 그것이 중년 이후에 우리가 갖추어야 할 품격이라고 생각해요.
그리고 마지막은 '도전'입니다. 은퇴 이후야말로 진짜 자유롭게 도전할 수 있는 시기죠. 오랫동안 마음속에 담아두었던 일을 시작하기에 지금이 딱 좋을 때입니다.

● **두 분께서는 정년퇴직 이후에도 성장을 멈추지 않기 위해 어떤 실천을 해오셨는지 궁금합니다.**

"성장하려는 마음을 가지면 삶에 방향이 생깁니다."
목표가 있는 사람은 하루하루를 그저 흘려보내지
않고, 살아 있는 시간으로 채워나가게 되죠.
우리의 뇌는 목표를 가질 때 활성화되고,
몸은 목적을 향해 움직일 때 생기를 얻습니다.
그래서 저는 지금도 매년 책을 쓰고 강연을 다니며,
새로운 공부를 이어가고 있어요. 그 모든 것들이
제가 아침에 눈을 뜨고 하루를 시작할 수 있는
이유가 되어줍니다.

이시형   정년퇴직 이후, 제가 가장 먼저 관심을 두게 된 건 청소년 문제였어요. 특히 중학교 2학년 시기는 매우 불안정한 시기잖아요. 왕따, 학교폭력, 가출, 심지어 자살 충동까지 다양한 위험에 노출되어 있습니다. "이 아이들을 어떻게 하면 조금이라도 안정시킬 수 있을까" 고민하는데 문득 '리듬'이라는 단어가 떠올랐어요. 그렇게 탄생한 게 '중2 드럼 클럽'입니다.

드럼을 치면 뇌에서 세로토닌, 그러니까 '평화와 행복의 호르몬'이 나옵니다. 이게 정서 안정에 큰 도움이 되죠. 처음엔 몇몇 학교에서 시작했는데, 지금은 전국 230개 중학교에서 6만 명이 넘는 아이들이 참여하게 됐어요. 졸업생들로 구성된 '드럼 예술단'이 영국 에든버러에 초청되어 공연까지 다녀왔습니다.

저는 지금도 5년 주기로 "지금 한국 사회가 가장 필요로 하는 정신과적 지원은 무엇인가?"를 고민하고, 그 분야에 집중해요. 강연도, 집필도, 공부도 모두 그 방향으로 맞춥니다.

윤방부   저도 정년 이후에는 누군가는 해야 하지만 쉽게 나서지 않는 자리들에 많이 참여해 왔습니다. 의료봉사 단체의 장을 맡기도 했고, '은둔 환자 관리위원회' 같은 곳에서 의료 사각지대에 있는 분들을 지원하는 일에도 힘을 보탰습니다. 또 하나, 제가 오랫동안 관심을 두고 있던 게 담배 문제인데요. 담배가 나쁘다는 건 누구나 알고 있지만, 현실적으로 끊기가 어렵잖아요. 그래서 저는 '담배 문제 시민행동'이라는 단체를 만들었어요. 흡연자가 내는 세금이 실제로 흡연자의 건강을 위해 쓰이도록 하고, 무조건 금지하기보다는 '덜 해로운 담배'로 유도해 자연스럽게 금연에 연착륙하는 방안을 고민하는 것이 목적입니다. 의사들 사이에선 비판의 목소리도 있었지만, 저는 '지혜의 의사'가 필요한 시대라고 생각해 왔어요.

이시형   저도 한때 '애연가협회' 부회장을 맡은 적이 있어요. 저는 철저한 금연 주의자입니다. 그런데도 그 직책을 맡은 이유는, 당시 흡연자를 무조건 죄인처럼 몰아가는 사회 분위기가 불편했기 때문이에요. 담배도 하나의 기호품인데, 일정한 선 안에서는 존중받을 권리도 있다고 생각했거든요.

윤방부   쉽지 않은 선택이었겠어요.

이시형   협회 안에서는 내가 '야당'이었죠.(웃음) 협회 임원의 절반이 흡연자였는데, 저는 "협회 안에서는 금연하자"라고 주장했어요. 흡연을 옹호한다고 욕도 꽤 먹었지만, 흡연이 해롭다고 해서 무조건 금지하는 게 능사는 아니라고 생각했습니다. 윤 박사님이 말씀하셨듯이, 흡연도 결국엔 연착륙이 중요하잖아요.

윤방부 저는 한때 '워킹 협회'를 만든 적도 있어요. 미국에서 가족이 함께 조깅하고, 그걸 기부로 연결하는 문화를 보고 깊은 인상을 받았거든요. 한국에도 그런 문화를 만들어보고 싶었어요. 결과는 기대만큼 되진 않았지만, 그런 자발적이고 건강한 시민 운동은 앞으로도 계속 시도해 보고 싶습니다.

나이 들어 하는 공부가 진짜다

● 중년 이후에도 '평생 성장'을 이어가기 위해 우리가 특히 조심하고 경계해야 할 것은 무엇일까요?

<u>윤방부</u> "남이 나를 어떻게 볼까"라는 생각이 성장을 방해합니다. 뭐든 하려다가도 "그 나이에 뭘 하려고?" 하는 시선이 신경 쓰이면 주저하게 되거든요. 사실 세상에는 뭐든지 이상하게 보는 사람이 항상 있어요. 그런 시선을 신경 쓰면 내가 점점 작아집니다. 예전에는 주변에 열 명쯤 있으면 다섯은 내 편이어야 안심이 됐는데, 지금은 단 한 사람만 진심으로 공감해 줘도 충분하다고 느낍니다.

<u>이시형</u> 정년퇴직 후에 가장 먼저 경계해야 할 건 "이제 성장

은 끝났다"라고 생각하는 겁니다. 나이가 들면 새로운 걸 배우거나 시작하는 게 무의미하다고 여기는 순간, 뇌도 마음도 문을 닫아버려요. 그런데 실제로 뇌는 죽기 직전까지도 자극을 통해 변화할 수 있습니다. 이를 '뇌 가소성'이라고 하는데, 뇌과학적으로 보면 이건 확실한 사실입니다.

윤방부 공명심도 좀 줄일 필요가 있어요. 저도 예전에는 남들에게 잘 보이고 싶은 마음이 컸어요. 강의 요청이 들어오면 어디서 주최하는지, 몇 명이나 오는지를 따졌습니다. 좀 그럴듯한 데가 아니면 잘 안 갔고요. 그런데 어느 날 한 교수님이 이런 말씀을 하셨어요. "구로공단 노동자들한테 초청받을 때가 제일 뿌듯하다"고요. 그 말을 듣고 충격을 받았어요. 그 뒤로는 어디든 갑니다. 나를 필요로 하는 곳이 있다는 사실 자체가 참 소중하니까요.

이시형 그래요. 덧붙여 강조하고 싶은 건, 정년퇴직 후의 성장은 경쟁이 아니라는 겁니다. 각자의 속도대로, 자기만의 방식대로 가는 여정입니다. 남들보다 늦어도 괜찮고, 결과가 작아 보여도 괜찮아요. 중요한 건 멈추지 않는 겁니다. 그런데 자꾸 젊었을 때의 자신과 비교하거나, 지금의 젊은이들과 비교합니다. 그럴 필요가 전혀 없어요.
많은 분이 은퇴 즈음이 되면 인생을 평가하려고 합니다. "내

> "남이 나를 어떻게 볼까"라는 생각이 성장을
> 방해합니다. 뭐든 하려다가도 "그 나이에 뭘 하려고?"
> 하는 시선이 신경 쓰이면 주저하게 되거든요.
> 사실 세상에는 뭐든지 이상하게 보는 사람이 항상
> 있어요. 그런 시선을 신경 쓰면 내가 점점 작아집니다.
> 예전에는 주변에 열 명쯤 있으면 다섯은 내 편이어야
> 안심이 됐는데, 지금은 단 한 사람만 진심으로
> 공감해 줘도 충분하다고 느낍니다.

가 어디까지 올라갔지?" "사장까지 못 갔네" "그냥 과장으로 끝났네" 하는 식으로 말이죠. 그런데 직급이나 숫자로 자신을 평가하는 건 금물이에요. 그 자리에 있는 동안 얼마나 충실했는지, 조직과 사람들에게 어떤 영향을 주었는지가 중요합니다.

매일 아침 스스로에게 질문해 볼 필요가 있어요. "오늘 나는 어제보다 조금이라도 더 깊어졌는가?" 그 질문 하나면 충분하다고 생각합니다.

● **중년 이후에도 더 깊이 있게 살아가기 위해 어떤 공부가 도움이 될까요? 단순한 지식 습득을 넘어 내면을 풍요롭게 하고 삶의 통찰을 넓혀주는 공부에는 어떤 게 있을지 궁금합니다.**

이시형 공부는 단순히 지식을 쌓는 것만이 아니라 뇌를 자극하고 삶을 새롭게 바라보게 만드는 힘이 있습니다. 생각하는 능력을 기르고 감정을 다스리며, 삶의 의미를 재구성하도록 만들어주죠. 나이가 들수록 몸은 느려지지만, 뇌는 자극을 주면 얼마든지 반응합니다. 뇌는 쓰면 살아 있고, 쓰지 않으면 퇴화하니까요. 그래서 은퇴 이후에도 공부는 선택이 아니라 필수입니다.

공부는 정서적인 안정에도 도움이 됩니다. 새로운 것을 배울 때 뇌에서 세로토닌이 분비되거든요. 그리고 공부는 관계를 이어주는 다리 역할도 합니다. 혼자 책만 읽는 게 아니라, 사람들과 이야기 나누고 생각을 나누는 것이 또 하나의 공부니까요.

윤방부 그 말씀에 공감합니다. 공부라는 게 여러 종류가 있지만, 결국은 사람을 만드는 힘이라고 생각해요. 돌아보면 저도 중고등학교 시절의 공부가 참 고마워요. 사람 됨됨이의 기본이 그 시절에 잡힌 것 같거든요.

요즘 저는 전문 분야 외의 공부가 오히려 더 중요하다고 느껴집니다. 최근에는 심리학이나 철학 같은 분야에 관심이 많아졌어요. 얼마 전엔 누군가의 추천으로 '죽음학' 관련 책을 읽었는데, 꽤 깊은 울림이 있더라고요.

이시형 어떤 공부를 하느냐도 중요하지만, 어떻게 공부하느냐가 더 중요할 때도 있어요. '점수 따는 공부'가 아니라, '살아가는 공부'가 필요합니다. 철학, 문학, 뇌과학 같은 분야가 그런 예죠. 또 낯선 악기를 배우거나 외국어 한마디를 익히는 것도 훌륭한 공부입니다. 심지어는 자연 속을 천천히 걷는 일도, 좋은 사람과 이야기를 나누는 것도 모두 공부죠.

윤방부 요즘 저는 다큐멘터리나 여행 프로그램을 즐겨 봅니다. 예전엔 텔레비전을 거의 안 봤는데, 요즘 들어 보니 참 괜찮더라고요. 자연스럽게 역사나 문화를 알게 되니까요. 제가 대학원을 다녔던 뉴올리언스를 배경으로 한 방송 프로그램을 우연히 보게 됐는데, 그 도시의 이름 유래부터 문화와 지역 이야기까지, 새삼 배울 게 많더라고요.

이시형 저는 사회정신의학을 전공하면서 종교, 사회학, 심리학 등 다양한 분야를 아우르게 되었고, 덕분에 책을 많이 읽게 되었습니다. 특히 대형 서점에 가는 걸 무척 좋아해요. 책 냄새만 맡아도 기분이 좋아지거든요.
전공과 관련한 일본 서적에 특히 관심이 많아서, 광화문 교보문고의 일본책 코너에 매달 들르고 있어요. 또 책을 직접 사러 일본도 자주 방문합니다. 최근엔 허태균 작가가 쓴 『어쩌다 한국인』이라는 책을 읽었는데, 한국 사회와 문화에 대한 시각을 새롭게 가지게 됐어요. 나름대로 한국 사회를 오래 들여다봤다고 생각했는데도, 내가 놓치고 있던 시선이 많았다는 걸 느꼈습니다.

윤방부 저는 제자들에게 늘 "전공이 아닌 분야를 공부하라"고 강조합니다. 의사는 의학 공부만 해서는 안 되고, 역사든 철학이든 다른 분야에도 눈을 돌려야 해요. 예를 들어 제 미국인 친구는 의사인데 남북전쟁 전문가예요. 자기가 좋아하는 분야를 깊이 파고든 거죠.

남들이 다 하는 공부보다는 조금은 엉뚱하고 독특한 분야가 좋아요. 어떤 친구는 소반에 푹 빠져 어마어마하게 지식을 쌓았는데, 그런 공부는 경쟁도 없고 자기만의 길을 만들 수 있죠. 즐기면서 하는 공부가 오래갑니다.

중요한 건, 중년 이후의 공부는 나를 위한 공부여야 한다는 겁니다. 누군가에게 평가받기 위해서가 아니라, 내가 알고 싶은 걸 배우고, 즐기면서 하는 거죠. 은퇴 이후에는 성취보다 탐구의 기쁨, 연결의 기쁨이 더 중요하니까요. 나를 돌보고, 세상을 이해하고, 세상과 다시 연결되는 과정, 그런 공부가 제일 좋다고 생각합니다.

회갑 된 딸에게 처음 쓴 편지

● 중년 이후에는 자연스럽게 인간관계에도 변화가 생깁니다. 이런 변화 속에서 어떤 관계를 맺고 유지하는 것이 '평생 성장'에 도움이 된다고 보십니까?

<u>윤방부</u> 요즘 들어 느끼는 게, 관계는 기다리는 게 아니라 내가 먼저 만들어야 한다는 겁니다. 예전엔 나를 찾아오는 사람들만 만나기에도 바빠서 누굴 찾아가는 일이 드물었어요. 그런데 은퇴 후 어느 날 고등학교 동기회에 나갔더니, 한 친구가 이러더군요. "야, 너 진짜 욕 많이 먹는 거 알아? 잘났다고 동기회 안 나온다고." 그 말에 순간 뜨끔했죠. 바빠서 못 간 거였지만, 돌아보니 제가 너무 무심했더라고요.
그때부터는 동기 모임에 꼭 가고, 친구들 연락에도 빠짐없이

답하려고 노력합니다. 그러다 보니 요즘은 오히려 "네가 제일이다"라는 소리까지 듣고 있어요.(웃음) 저는 고등학교 친구들이 특히 좋습니다. 대학 친구들은 아무래도 전공이 같아서 이야기를 나눠도 비슷한 시야에 머무는 경우가 많은데, 고등학교 친구들은 각계각층에 있다 보니 서로 다른 시선과 경험을 나눌 수 있어요. 그게 큰 자극이 되더라고요.

이시형   저도 한동안 동기회에 나가지 못했어요. 일이 많기도 했고, 마음의 여유도 없었거든요. 그런데 최근 1년 사이에 생각이 달라졌습니다. 이제는 좀 나가야겠다, '내가 그동안 친구들과 너무 멀어졌구나' 하는 생각이 들더라고요. 요즘은 경북고등학교 동기 중 7명이 소모임을 만들어 한 달에 한 번씩 꼭 만나고 있습니다. 관계를 다시 만들어가고 있는 셈이죠.

이시형   중년 이후에는 관계가 곧 건강이에요. 혼자 사는 시대라고 해도, 결국 사람은 함께할 때 가장 건강하게 나이 들어갑니다. 그래서 제가 자주 쓰는 말이 있어요. "나이 들수록 좋은 사람 한 명이 약보다 낫다." 노후의 정서 안정은 물론이고, 인지 기능이나 면역력까지도 인간관계에 따라 달라질 수 있습니다.
오래된 친구 한 명만 있어도 인생이 훨씬 덜 외로워져요. 같이 웃고, 소소한 일상을 나눌 수 있는 존재가 있다는 것만으로도 정신 건강에 큰 힘이 됩니다. 그리고 저는 관계를 맺을 때 '거리감'이 정말 중요하다고 생각해요. 너무 뜨겁지도, 너무 차갑지도 않은 따뜻한 미지근함, 그게 오래가는 관계의 온도입니다.

윤방부 표현이 참 좋습니다. 따뜻한 미지근함. 저도 결국 관계에서 중요한 건 지속 가능성이라고 생각해요. 잠깐 좋고 마는 게 아니라, 오래 가려면 편안한 거리감이 있어야죠. 나이 들수록 더 그래요.

이시형 이런 관계의 재정립은 친구 사이에만 해당하는 건 아니더라고요. 저는 최근에 가족, 특히 딸과의 관계를 새롭게 돌아보게 됐습니다. 6개월 전 아내가 세상을 떠난 뒤에 딸이 대전에서 자주 서울로 올라와요. 같이 밥도 먹고, 집안일도 도와줍니다. 그러던 중, 제가 중년 세대를 위해 써놓은 글을 딸이 읽더니 이렇게 말하더군요. "이거, 아빠가 저한테 쓴 글 같아요." 그 말을 듣는 순간, 아차 싶었어요. '아, 이 아이가 벌써 회갑이구나.' 저는 여전히 딸을 덜렁거리는 학생처럼 생각하고 있었거든요.

그때부터 딸과의 관계를 새롭게 보게 됐습니다. 그리고 생전 처음으로 딸에게 편지를 썼어요. 문자가 아니라, 종이에 손으로 한 자 한 자 적은 편지였어요. "이 편지는 단순히 글 한 편이 아니라, 나 자신이 관계를 다시 세우는 과정이었구나" 하는 생각을 했습니다.

목적이 있는 사람은 하루하루가 다르다

● 의미 있는 일을 하면서 '성장'을 이룰 수 있다면 더없이 좋을 것 같습니다. 일이라는 것이 생계를 넘어 어떤 의미와 가치를 가질 수 있을까요?

이시형 일은 단순히 생계를 위한 수단을 넘어서 삶의 목적과 의미를 구체화하는 활동이라고 생각합니다. 일을 통해 내가 사회에 기여하고 있다는 자존감을 느낄 수 있고, 그게 곧 나의 정체성이 되죠.
교사는 미래 세대를 키운다는 자부심, 예술가는 세상과 소통한다는 의미를 찾듯, 누구나 자기 일 안에서 가치와 목적을 발견할 수 있어요. 그래서 저는 늘 강조합니다. "일의 목적이 있는 사람은 하루하루가 다르다"라고요.

윤방부 저는 일을 할 때 사명감이 중요하다고 생각합니다. 사명감은 평생 성장의 아주 중요한 요소가 될 수 있어요. 물론 사람마다 다르죠. 어떤 사람은 먹고살기 위해 일하고, 또 어떤 사람은 소명을 두고 일해요. 저는 소명까지는 아니더라도, 사명감을 가지고 일해왔다고 생각합니다. 일이라는 건 결국 자기 인생을 어떻게 설계하느냐에 따라 그 의미가 달라집니다. 단지 생계를 위한 도구로만 생각하는 건, 일을 너무 좁게 보는 거예요.

그리고 일을 하지 않으면 사람은 금세 처지기 마련이에요. 일은 삶의 리듬을 유지하게 해줍니다. 다만 일에 사명감을 가지더라도 경제적인 준비는 꼭 필요하다고 봅니다. 제 친구 중에 자기 분야에서 사명감으로 일해 많은 존경을 받은 친구가 있었어요. 그런데 최근에 생활보호 대상자가 되었다는 이야기를 듣고 큰 충격을 받았습니다. 아무리 뜻있는 일을 해도, 최소한의 경제적 기반은 갖춰야 한다고 생각해요. 일의 의미도 중요하지만, 그걸 지탱할 현실적인 기반은 뒷받침되어야 합니다.

이시형 일은 또 하나의 중요한 역할이 있어요. 바로 사회적 연결을 유지하게 해준다는 겁니다. 사람은 사회적 존재인데, 일을 계속하면 다양한 사람들과 관계를 맺게 되고, 그 안에서 소속감도 생기고 정서적으로도 안정됩니다. 특히 노년기에는 작은 일이라도 계속하는 게 사회적 고립을 막고 우울감도 줄여줘요. 결국 일은 단순한 생계 활동이 아니라, 우리가 인간답게 살아가기 위한 핵심 요소가 됩니다.

● 어떤 일을 하면서 "이건 내가 할 일이다" 혹은 "이 일이야말로 내게 주어진 사명이다"라는 깊은 확신이나 책임감을 느끼신 적이 있으신가요?

윤방부 저는 의대를 졸업하고 나서 어떤 길을 갈지 정말 고민이 많았습니다. 대부분은 임상의사의 길을 택했지만, 저는 환자 한 명 한 명을 치료하는 것보다 더 근본적인 변화를 만드는 일을 해보고 싶었어요. 그래서 예방의학을 선택했죠. 당시엔 좀 특이한 선택이었습니다. 월급도 가장 적었고, 의사들 사이에서도 주목받지 않는 분야였거든요. 그런데 오히려 그 점이 제게는 소명처럼 느껴졌어요. 누군가는 해야 할 일이라는 생각이 들었거든요.

세브란스병원이 기독교 병원이다 보니, 성경에 나오는 '선한 사마리아인' 정신도 함께 실천하고 싶었습니다. 그래서 아무도 가려 하지 않던 연세대 근처 판자촌에서 3년간 의사로 일했어요. 목사님들과 함께 '건강 어머니회'를 만들어 주민들이 스스로 건강을 돌보도록 도왔죠. 그때 "이 길이 내 사명이구나"라는 확신이 생겼습니다.

이시형   그 선택, 정말 쉽지 않았을 거예요. 그런데 윤 박사님처럼 영향력 있는 분의 이야기를 들으면 "나는 그냥 평범한 일을 하는데 무슨 사명감이야"라고 생각하기 쉬워요. 하지만 저는 달리 생각합니다. 자신이 하는 일이 작아 보일지 몰라도, 그 안에는 엄청난 의미가 담겨 있거든요.
사명감은 대단한 직업을 가졌거나 명성이 높다고 해서 생기는 게 아니에요. 사명감은 자기가 왜 이 일을 하는지, 그 의미를 아는 데서 비롯된다고 생각합니다. 농사를 짓는 사람도, 연탄을 나르는 사람도, 택시를 운전하는 사람도 모두 다 우리 사회를 굴러가게 만드는 소중한 일을 하고 있어요. 그걸 자기가 깨닫는 순간, 그 일이 곧 사명이 되는 겁니다.

윤방부   저도 늘 말합니다. "지금 하는 일이 최고다!" 버스를 타든, 걸어서 가든, 결국 목적지에 도달하는 건 마찬가지잖아요. 각자 자기 여건에서 최선을 다하면 되는 거예요. 그게 바로 사명입니다.

이시형   하버드대학교에서 정신의학을 가르친 에릭슨 교수는 '빈자의 공헌'이라는 개념을 강조했습니다. 가난한 사람도 사회 안에서 자기 몫을 충분히 하고 있다는 걸 말한 거예요. 예를 들어 도시의 가난한 사람들은 버려진 멀쩡한 옷을 새 옷처럼 입는 것만으로도 이미 사회에 기여하고 있다는 겁니다. 흔히 가난한 사람들이 무슨 사명감이 있겠느냐고 말하고 본인조차 그렇게 생각할 수 있지만, 실제로 그들 역시 굉장히 중요한 일을 하고 있는 거죠.

그러니까 사명감을 갖는 데 있어 중요한 건 "어떤 일을 하느냐"가 아니라 "내가 왜 이 일을 하고 있는지" 그 의미를 아는 겁니다. 그걸 아는 사람은 어떤 일이든 훌륭하게 해낼 수 있고, 사회도 그런 기여를 인정할 수 있어야 해요. 물론 가장 중요한 건, 본인이 그 의미를 스스로 알고 자긍심을 갖는 겁니다.

윤방부 정말 그렇습니다. 사명은 거창하거나 멀리 있는 게 아니라, 지금 내가 서 있는 자리에서 시작되는 것이니까요. 우선 먹고 살기 위해서만 일하는 태도를 지양해야 합니다. 생계를 위한 일이 물론 중요하지만, 그게 전부가 되면 사람은 점점 비참해져요.

저는 책임을 다하면, 먹고 사는 건 따라온다고 생각합니다. 요즘 채용 공고를 보면 연봉부터 제시하는 경우가 많잖아요. 그게 나쁘다는 건 아니지만, 돈만 보고 시작한 일은 오래가기 어려워요. 일에서 진짜 보람을 느끼려면, "내가 왜 이 일을 하고 있는가"를 먼저 물어야 합니다.

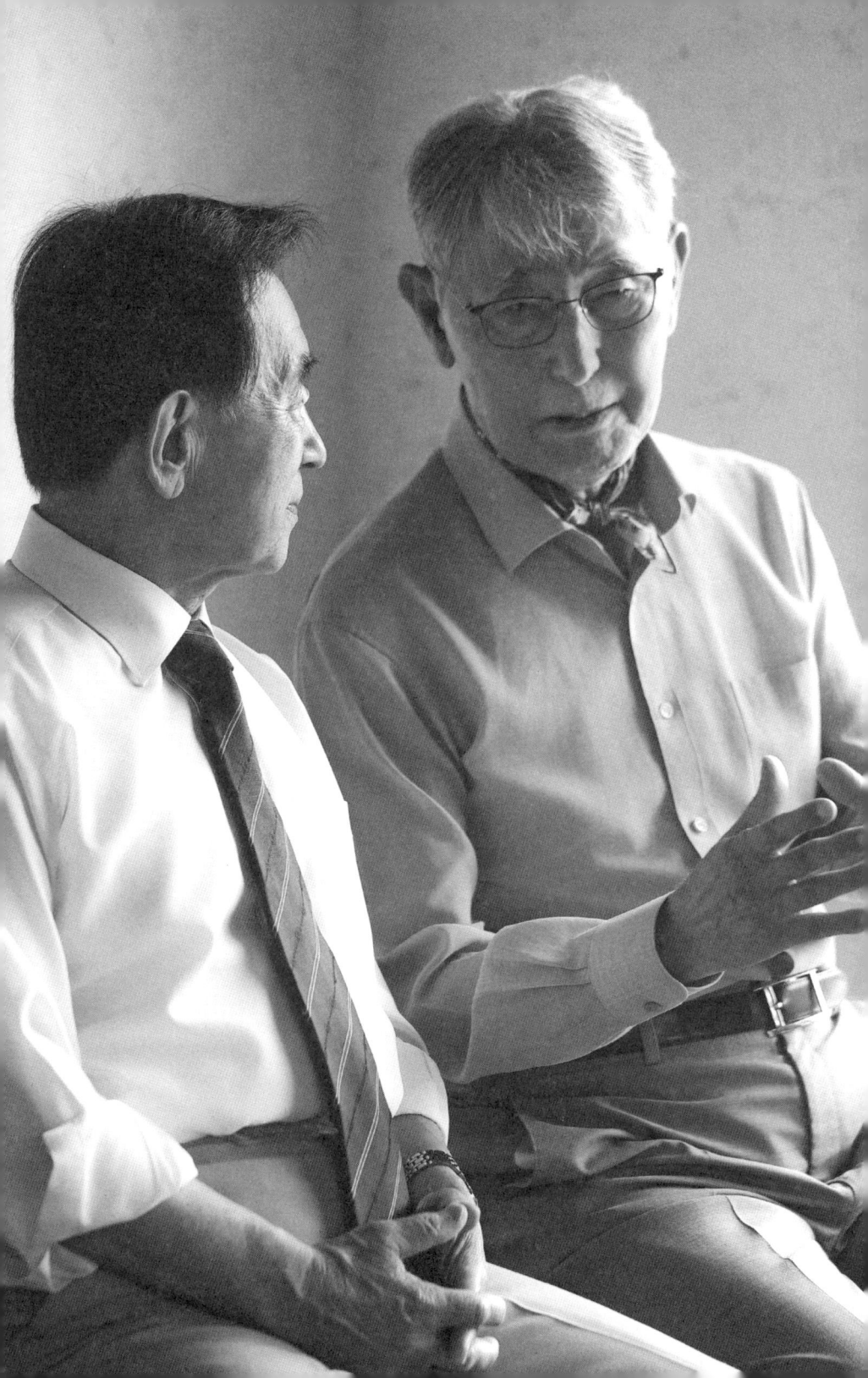

이시형 그래요. 은퇴 이후에도 사명감으로 살아가려면, 내 삶이 여전히 누군가와 의미 있게 연결되어 있다는 감각이 필요하다고 생각합니다. 사람은 혼자 살 수 없는 존재니까요. 누군가에게 도움이 되고 있다는 감각이 있어야 살아 있다는 실감도 함께 옵니다. 직장에서 은퇴하는 것은 현직에서 물러나는 것이지만, 동시에 삶의 목적을 새롭게 발견할 수 있는 출발점이기도 해요.

윤방부 꼭 거창한 일에서만 사명을 찾으려 하지 않으면 좋겠습니다. 남들이 꺼리거나 힘들다고 생각하는 일을 기꺼이 해보는 것도 훌륭한 사명입니다. 똑같은 일이라도 그 안에 자기 개성을 담고, 책임감을 가지고 꾸준히 해보는 태도가 필요하다고 생각해요.
예를 들어 기자라면 단순히 기사 하나를 쓰는 게 아니라, 세상의 진짜 가치를 발굴하려는 자세로 임할 때 보람이 생깁니다. 특히 중년 이후는 그런 의미 있는 글을 쓰기에 아주 좋은 시기니까요.

이시형 저는 경험을 나누는 것 자체가 하나의 사명이라고 생각합니다. 평생 쌓아온 지식이나 삶의 이야기들을 후배나 지역사회와 나누는 것만으로도 충분히 의미가 있어요. 그것이 다음 세대에게는 배움이 되고, 위로가 되고, 영감이 되기도 하니까요.

그리고 취미나 특기를 단순한 개인 활동에 그치지 않고, 사회적 기여로 연결해 보려는 시도도 사명감 있는 삶의 한 방식이라고 봅니다. 예를 들어 글을 쓰거나, 음악을 하거나, 그림을 그리는 일이 다른 사람에게 위로가 될 수 있다면 그건 이미 충분히 가치 있는 일입니다.

윤방부 결국 중요한 건 '남들 눈에 커 보이는 일'이 아니라 '나만이 할 수 있는 일'을 찾는 겁니다. 그리고 그 일이 누군가에게 기쁨이 되고 도움이 된다면, 그건 분명 훌륭한 소명이죠. 돈이 전부가 아닌 삶을 살고 싶다면, 보이지 않는 곳에서도 책임감 있게 일하는 사람이 되어야 합니다.

10장

좋은 삶은 '좋은 죽음'으로 완성된다

웰다잉은 좋은 삶이 주는 마지막 선물

누구도 피할 수 없는 길, 그러나 좀처럼 말하지 않는 주제. 바로 죽음입니다. 인간은 누구나 태어나고, 살아가고, 결국은 떠납니다. 그럼에도 우리는 습관처럼 죽음을 회피하거나 외면하며 살아가지요. 하지만 삶이란 결국 죽음을 향해 나아가는 여정이며, 좋은 죽음은 좋은 삶을 통해 완성됩니다. 그리고 거꾸로, 좋은 삶 역시 좋은 죽음으로 완성됩니다.

이 장에서 묻습니다. 죽음이란 우리에게 어떤 의미일까요? 좋은 죽음, 이른바 웰다잉이란 무엇일까요? 그리고 그 '좋은 죽음'을 맞이하기 위해 무엇을 준비해야 할까요?

윤방부·이시형 박사는 오랜 세월 동안 수많은 사람들의 삶과 마지막을 지켜본 분들입니다. 두 분은 죽음을 "생의 종결이 아닌, 삶의 완성"이라고 말합니다. 살아온 날들을 정리하고, 남겨진 이들과 아름답게 이별하며, 자신의 흔적을 따뜻하게 남기는 일, 그것이 바로 웰다잉의 본질이라고 말합니다.

이 장에서는 두 분의 실제 경험과 오랜 사색을 바탕으로, 죽음을 둘러싼 다양한 질문들을 하나씩 풀어갑니다. 죽음을 어떻게 받아들일 것인가, 연명치료는 어떤 기준으로 결정해야 하는가, 안락사는 어디까지 허용될 수 있는가, 유언장은 과연 필요할까, 그리고 '좋은 죽음'을 위해 호모헌드레드인 우리는 지금부터 무엇을 준비해야 하는가.

죽음은 먼 이야기가 아니라, 오늘을 더 잘 살기 위한 가장 현실적인 질문입니다. 두 거장이 전하는 삶과 죽음에 대한 통찰을 따라가다 보면, 결국 좋은 죽음은 좋은 삶과 맞닿아 있음을 느끼게 됩니다.

죽음은 인생을 비추는 거울

누구에게나 예외 없이 다가오는 죽음이지만, 우리는 종종 그것을 외면하며 살아갑니다. 살아가는 동안 죽음을 어떤 태도로 마주해야 한다고 보시는지요?

윤방부 죽음은 많이 생각할수록 좋은 주제입니다. 제가 의과대학에서 학생들에게 '죽음학(Thanatology)'을 가르칠 때도 늘 이렇게 말하곤 했어요. "죽음은 삶에 대한 깊은 성찰을 준다."

저는 죽음이 끝이라기보다 삶의 연장이라는 쪽에 가까운 입장입니다. 기독교적 관점에서 보면, 죽음은 단절이 아니라 존재의 연속이지요. 단지 죽음이라는 형식이 달라졌을 뿐, 나는 완전히 사라지는 게 아니라는 믿음이 있습니다. 그래서 저는 죽음이 꼭 두렵게만 느껴지진 않아요. 오히려 "죽음은 내 삶의 또 다른 표현일 수 있다"라고 생각하면 훨씬 편안해집니다.

이시형 저 역시 죽음을 단순히 생명의 끝이나 멈춤이라고 보지 않아요. 오히려 한 사람의 삶이 온전히 완성되는 순간이라고 생각합니다. 정신과 의사로서 수많은 사람의 마지막을 지켜보면서 느낀 건, 죽음이란 두려움보다는 그 사람이 어떻게 살아왔는지를 비추는 거울 같다는 거예요.

죽음을 의식할수록 오히려 지금 이 순간을 더 잘 살아야겠다는 생각이 들게 됩니다. 죽음은 삶의 반대말이 아니라 삶의 일부예요. 그래서 저는 매일 아침 "오늘이 내 인생의 마지막 날이라면 나는 어떤 마음으로 이 하루를 살 것인가"라는 질문을 던져요. 이 질문 하나만으로도 삶의 깊이가 달라집니다.

윤방부 저는 여행 중에 종종 묘지를 찾아가곤 합니다. 묘비에 새겨진 문장들을 들여다보고 있으면 참 많은 생각이 들어요. 어떤 비문에는 "괜히 왔다 간다"라고 쓰여 있고요, 또 어떤 비문에는 "삶이 아름다웠다"라는 말로 마무리하고 있어요. 묘비에 적힌 문장 하나에도 그 사람의 인생이 묻어나는 거죠.

이시형 저도 산책하듯이 돌아다니며 묘비에 적힌 글을 읽어보곤 합니다. 그 짧은 문장 안에 한 사람의 생애가 아주 진하게 담겨 있어요. 어떤 글귀는 그 자체로 책 한 권을 쓸 만큼 깊이가 느껴지더라고요. 죽음이라는 걸 마주하고 나면, 삶에 대해 질문하게 되는 명제들이 무수히 떠오릅니다.

윤방부 그렇습니다. 죽음을 어떻게 받아들이느냐에 따라 삶을 바라보는 시선과 태도도 달라지는 것 같아요.

이시형 제가 미국에서 공부하던 시절, 제 지도 교수는 히로시마 원폭 피해자들의 심리를 연구해 퓰리처상까지 받은 분이었어요. 그분의 연구에 따르면, 당시 원폭 피해자들은 죽음을 정말 '완전한 죽음'으로 받아들였다고 해요. 당시 언론에서도 "원폭이 떨어진 곳에는 30년간 풀도 나지 않는다"라고 했으니까요. 그런 극단적인 상황을 겪은 사람들에게는 죽음 이후엔 아무것도 없다는, 일종의 '콘크리트 같은 절망감'이 자리 잡았던 거죠.

하지만 우리는 조금 다르다고 생각해요. 우리는 죽음을 그렇게 완전한 소멸로 받아들이지 않잖아요. 내가 떠나더라도 내가 만들어놓은 것들, 집, 가족, 글과 말, 관계, 기억 같은 것들은 여전히 남아 있지요. 결국 나라는 존재의 발자취는 사라지지 않는 겁니다.

● 죽음 이후의 세계에 대해 어떤 관점을 가지고 있으신지요? 그러한 관점이 현재의 삶을 살아가는 데 어떤 영향을 미친다고 생각하시는지 궁금합니다.

이시형 저는 죽음을 삶의 연장선상에서 바라봅니다. 죽음이란 끝이라기보다는 하나의 문을 지나 또 다른 차원으로 나아가는 과정이라고 생각해요. 물론 의학적으로는 뇌의 기능이 멈추고 생리적 활동이 정지되는 것이 죽음이지만, 인간은 단지 육체만의 존재가 아닙니다. 의식과 영혼, 그리고 삶의 흔적은 어떤 방식으로든 남기 마련이에요.

저는 특정 종교의 교리를 따르지는 않지만, 사후 세계가 없다고 단정하지도 않습니다. 오히려 이렇게 생각해요. "내 삶의 방식과 흔적이 남아 누군가에게 영향을 준다면, 그것이 곧 내가 이 세상에 계속 살아 있는 방식이다." 우리가 남긴 말, 글, 친절, 가르침 등이 누군가의 안에서 계속 살아 숨 쉰다면, 그것이 영혼의 흐름입니다.

그래서 저는 죽음을 두려워하지 않아요. 마음이 평안한 사람은 죽음 앞에서도 초연할 수 있습니다. 결국 죽음은 내가 살아온 삶이 다른 사람의 삶 속으로 스며드는 순간입니다. 육체는 사라져도 내가 남긴 영향은 오래 남고, 그것이 누군가의 삶을 밝히는 빛이 된다면, 나는 여전히 살아 있는 거죠. 죽음 이후를 위한 가장 좋은 준비는, 지금 이 순간을 정성껏 사는 것이라고 믿습니다.

<u>윤방부</u>　저도 사후 세계를 삶과 완전히 끊어진 단절로 보지 않습니다. 또 하나의 '단계'라고 보는 거죠. 지금 살아가는 이 삶이 이어지는 연장선일 뿐이라고 생각합니다.

의학계에서는 죽음을 앞둔 사람들에게 나타나는 심리적 반응을 설명한 모델이 있어요. 엘리자베스 퀴블러 로스(Elisabeth Kübler-Ross)라는 학자가 1969년에 발표한 '죽음의 5단계' 모델인데요. 임종 환자 1,500명을 관찰해서 제시한 겁니다.

첫 번째는 "내가 왜 죽어야 하지?" "이건 오진일 거야"라는 부정(Denial)의 단계입니다. 그다음은 "왜 하필 나야?"라는 분노(Anger)의 단계와 "이번만 살려주면 앞으로 이렇게 살겠다"라는 식의 타협(Bargaining)의 단계를 거친다고 해요. 그 후엔 깊은 우울(Depression)의 시기를 지나 마지막에는 죽음을 받아들이는 수용(Acceptance)의 단계에 이르게 됩니다.

이 다섯 단계가 항상 순서대로만 흘러가진 않지만, 인간의 마음이 죽음을 받아들이기까지 어떤 심리적 여정을 거치는지를 잘 보여줍니다. 저는 이걸 보면서, 죽음도 결국 삶의 한 장면이고, 정신적인 준비 과정이라고 느꼈어요.

어느 일본 학자는 이 5단계가 동양인에게는 조금 다를 수 있다고도 하더군요. 문화적 차이 때문이겠지요. 그래서 저는 죽음 이후를 또 하나의 단계, 그 이상도 이하도 아니라고 생

> "나는 어떤 죽음을 맞이하고 싶은가."
> "죽는다는 건 나에게 어떤 의미인가." 이런 질문을
> 스스로에게 던져보는 것이 필요합니다.
> 가장 중요한 건 철학적인 정리라고 생각해요.
> 죽음을 어떻게 받아들일 것인가에 대한 자기
> 기준이 있어야 합니다. 그리고 무엇보다 죽음을
> 생각해 보는 습관이 사람을 바꾸기도 해요.
> 칭찬하는 마음이 생기고, 겸손해지고,
> 관대해지거든요.

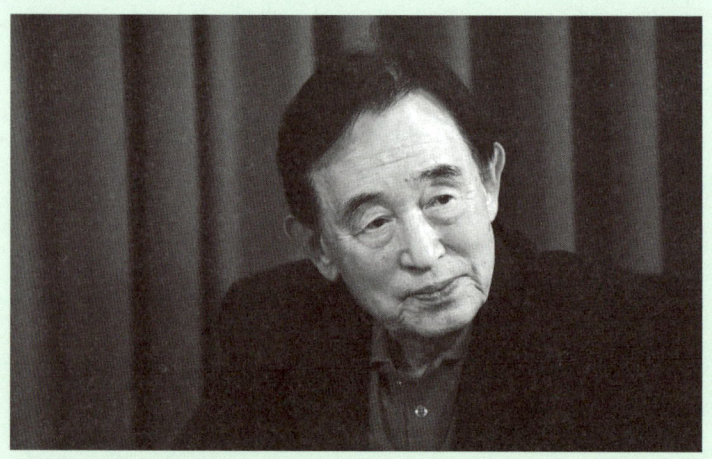

각합니다. 너무 무겁게 보지도 않고, 그렇다고 가볍게 여기지도 않으면서요.

이시형   기억에 남는 일이 하나 있어요. 제가 케냐에 갔을 때, 마사이족 마을에서 추장의 집에 초대받은 적이 있었습니다. 그 집은 소똥으로 지은 아주 작은 집이었는데, 앉을 자리도 없을 만큼 매우 협소했죠. 그런데 그 집에 무려 18명이 함께 산다고 하더군요. 알고 보니 실제로는 5명이 살고 있었는데 말입니다.

왜 식구 수를 18명이라고 하느냐고 물었더니, 마사이족은 "기억 속에 살아 있는 사람은 아직 죽은 것이 아니다"라고 생각한다더군요. 돌아가신 할아버지, 어머니, 오래전 조상들까지도 기억하는 한 지금도 함께 살아가는 존재로 여긴다는 겁니다. 그래서 죽음에 대해 크게 슬퍼하거나 두려워하지 않았는데, 그 태도가 참 인상 깊었어요.

집주인 여성은 아무도 없는 부엌 쪽으로 가더니 무언가를 중얼거리더라고요. "어머님, 오늘은 한국에서 귀한 손님이 오셨는데 뭘 대접하면 좋겠습니까?" 그리고 잠시 후에 혼잣말로 대답까지 해요. "그건 애들이 아침에 다 먹어버렸어요." 마치 돌아가신 어머니와 지금도 같은 집에서 함께 살고 있는 듯한 모습이었는데, 그 장면이 참 따뜻하고 감동적이었습니다.

그때 문득 떠오른 것이 일본 작가 이츠키 히로유키의 '왕환(往還)'이라는 개념이었어요. 불교 신자도 아닌 이츠키 씨는 죽음을 '왕환'이라 부르며 설명하는데요. 갈 왕(往), 돌아올 환(還), 즉 '죽음은 떠나는 것이지만 언젠가는 다시 돌아오는 것'이라는 뜻이지요. 마사이족의 세계관과도 닮아있습니다. 이츠키 씨는 이렇게 말합니다. 사람이 세상을 살다 보면 때도 묻고, 잘못도 하고, 후회도 남잖아요. 그러다 죽으면 '정토(淨土)', 즉 맑은 땅으로 가는 거예요. 그곳에서 자기 삶을 정리하고 마음을 깨끗이 한 다음, 다시 이 세상으로 돌아온다는 거죠. 죽음은 끝이 아니라 몸과 마음을 수리하고 다시 순환하는 하나의 과정이라는 겁니다.

그 개념이 참 좋았어요. 물론 윤 박사님처럼 기독교적 관점을 가진 분들은 생각이 다를 수 있겠지만, 저에게는 '왕환'이라는 생각이 죽음을 훨씬 더 부드럽고 자연스럽게 받아들이게 해주는 통로가 됐습니다. 죽음을 삶의 끝이 아니라, 잠시 떠났다가 다시 이어지는 여정이라고 보는 시선이 주는 평안함이 있었어요.

윤방부 마사이족의 이야기와 '왕환'이라는 개념이 흥미롭고 신선하게 다가오네요. 저는 기독교 신자로서 또 다른 방식으로 죽음을 받아들이고 있어요. 성경에서는 사람이 한 번 죽는 것은 정해진 일이며, 그 이후에는 하나님의 심판이 따른다고 되어 있습니다. 그렇지만 그 심판이 꼭 두려움만은 아니에요. 저는 오히려 "이제 모든 고통과 시련에서 벗어나 하나님의 품 안에서 평안한 안식을 누리는 순간"이라고 받아들이고 있어요. 그래서 죽음은 종말이 아니라 부활을 통한 '새로운 삶의 시작'이라고 생각합니다.

물론 죽음이 가까워졌을 때 두려움이나 아쉬움이 없을 수는 없겠죠. 하지만 "이제 하나님께 가는구나" "내가 하나님 품 안에서 다시 태어나는구나"라고 생각하면 죽음은 더 이상 두려운 대상이 아닙니다. 저는 이것이 진정한 웰다잉(well-dying)이라고 생각해요.

죽음 이후의 세계에 대해선 사람마다 해석이 다르겠지만, 저는 천국이라는 개념을 믿습니다. 이 땅에서 내가 어떻게 살아왔는지가 하늘나라의 삶으로 이어진다고 믿기 때문에, 지금 이 순간을 어떻게 사느냐가 중요합니다. 믿음 안에서 겸손하고 성실하게, 남을 도우며 사는 삶이 결국 죽음 이후의 평안을 준비하는 길이라고 생각해요. 그리고 천국은 죽음 이후에만 있는 게 아니라 지금 살고 있는 현재가 천국이라고 생각하며 감사함으로 살아갑니다.

건강할 때 죽음을 준비하라

● 좋은 죽음, 즉 웰다잉(well-dying)에 대해 사회적 관심이 커지고 있습니다. 웰다잉이란 무엇을 의미하며, 왜 지금 우리 사회에서 중요한 화두가 되고 있을까요?

<u>윤방부</u> 저는 웰다잉이란 거창한 철학이나 이념이 아니라 아주 현실적인 준비라고 생각합니다. 막상 죽음이 가까워졌을 때 당황하지 않으려면, 생전에 어느 정도 마음과 환경을 정리해 두는 것이 필요하거든요. 단지 고통 없이 떠나는 게 웰다잉이 아니라, 남겨진 사람들의 짐을 덜어주고 자신도 마음 편히 마지막을 맞이할 수 있도록 준비하는 것이 진짜 좋은 죽음이라고 생각합니다.

의사로 일하면서 많은 임종을 지켜봤는데요. 죽음을 앞둔 분

들 대부분이 건강에 대한 후회보다는 가족 걱정, 경제적인 문제, 미처 못한 일들에 대해 많이 이야기하세요. 그리고 또 하나 중요한 게 관계 정리입니다. 죽음 앞에서 가장 아쉬워하는 건 사람 관계더라고요. 평소에 연락하지 않고 지내던 가족이나 친구에게 마지막 순간에 갑자기 "미안하다" "고맙다"라는 말을 전하는 경우가 많습니다. 때로는 말조차 전하지 못한 채 갈등을 안고 떠나는 경우도 많고요.

결국 웰다잉이란 '언제 떠나도 아쉬움이 덜한 삶'을 만들어가는 거라고 생각합니다. 누군가에게 미안한 마음이 있다면 미루지 말고 먼저 손 내밀어야 하고, 고마운 사람이 있다면 평소에 자주 표현해야 합니다. 그래서 저는 웰다잉이란 '죽음을 잘 준비하는 일'이 아니라 '지금 잘 살아가는 삶의 태도'라고 말하고 싶어요.

이시형 저도 웰다잉은 단지 고통 없이 조용히 숨을 거두는 것을 의미하지 않는다고 생각합니다. 웰다잉은 곧 웰리빙(well-living), 즉 '잘 산 삶'의 자연스러운 결과물이에요. 어떻게 살았느냐가 어떻게 죽느냐를 결정짓는 법이죠. 자신의 삶을 후회 없이 받아들이고, 정리할 것은 정리하며, 사랑하는 사람들과 관계를 맺은 채 평온히 떠나는 죽음, 그것이 바로 진정한 웰다잉이라고 생각합니다.

의학적으로 보면, 생의 마지막 순간까지 통증이 조절되고 의식이 유지되는 가운데 자신의 삶을 정리할 수 있도록 돕는 것이 중요합니다. 그러나 웰다잉은 그보다 더 깊은 차원, 정신적이고 영적인 준비가 동반되는 죽음이에요. 저는 많은 이들의 마지막 순간을 곁에서 지켜본 사람으로서, 삶을 정직하게 살아온 분들의 얼굴에는 마지막 순간조차 두려움보다는 평온이, 슬픔보다는 감사가 깃들어 있음을 자주 목격했습니다. 결국 '좋은 죽음'은 잘 살아온 사람에게 주어지는 축복이에요.

또 웰다잉은 나만의 문제가 아니라 함께 살아온 사람들과의 관계를 정리하는 과정이기도 합니다. 가족에게 마음을 표현하고, 화해하지 못했던 사람과 화해하며, 남은 이들의 삶을 위해 최소한의 준비를 해두는 것 역시 웰다잉의 중요한 요소입니다.

자신의 죽음을 타인에게 슬픔이 아니라 지혜와 평화로 남기고 떠나는 삶의 마무리, 이것이야말로 인생 전체의 품격을 말해줍니다. 잘 죽는다는 것은, 결국 잘 살아온 사람이 마지막까지 자기 삶을 책임지고 마무리하는 것을 말합니다.

● **두 분께서는 의사로서 수많은 사람들의 생의 마지막을 지켜보셨을 텐데요. 기억에 남는 '좋은 죽음'의 사례가 있으신지요?**

윤방부 아무래도 환자들의 마지막을 많이 보게 됩니다. 그런데 죽음의 모습은 정말 다양해요. 어떤 죽음은 참 씁쓸하고, 어떤 죽음은 정말 존경스럽기까지 하죠.

기억에 남는 한 분이 있습니다. 허름한 작업복에 장화를 신고 병원에 들락날락하던 간경화 환자였는데, 어느 날 식도 정맥류가 터졌어요. 다행히 응급조치해서 겨우 살아났는데, 남편이 정신이 들자마자 부인이 "그 돈 어쨌냐, 돈 내놔라"라며 큰소리를 치더군요. 알고 보니 꽤 알려진 사채업자였어요. 결국 얼마 못 가 돌아가셨는데, 그 마지막을 보면서 참 씁쓸했습니다.

반면 정말 본받고 싶은 사례도 있습니다. 같은 의사였던 분인데, 죽기 며칠 전부터 자식들이 모두 곁에 와 있었어요. 그분은 삶을 하나하나 정리하시더군요. 남은 재산과 정리할 일들, 누구에게 무엇을 남길지까지 모두 정리하고, 주변 정리까지 깔끔하게 마무리한 다음 조용히 눈을 감으셨습니다. 생전에 남은 재산 대부분을 기부하셨고, 마지막엔 "이 정도면 됐지"라며 미련 없이 떠나셨죠. 자식들도 죽음을 평온하게 받아들이는 모습이 인상 깊었습니다.

그 장면을 보며 "이건 참 축복이구나" 싶었어요. 욕심 없이 준비된 죽음, 그리고 혼란 없는 마무리. 저는 그런 죽음이 진짜 '좋은 죽음'이라고 생각합니다.

이시형 저도 기억에 남는 분이 한 분 있습니다. 한양대학교 이희수 교수님의 아버님이신데요. 제가 평소에도 참 존경하던 어른이었습니다. 평생을 오직 한학 공부에 몰두하신 분으로, 지식이나 삶의 태도 모두가 깊고 단단하신 분이셨어요.

그 어르신은 돌아가시기 얼마 전, 손자들을 모두 불러서 직접 봉투에 넣어둔 용돈을 하나씩 건네셨습니다. 그 모습을 보고 저는 "아, 이제 떠날 준비를 하고 계시는구나" 하고 느꼈어요. 아주 조용하고 담담하게, 정말 따뜻하고 품격 있게 마지막 인사를 나누시는 모습이었습니다.

그분의 아내 되시는 분은 당시 치매로 요양원에 계셨는데, 이미 가족조차 알아보지 못하는 상태였어요. 그런데 그 어르신이 마지막으로 요양원을 찾아가셔서 아내의 손을 꼭 잡고 작별 인사를 하셨다고 합니다. 아내 분은 인식을 못 했지만, 그 순간 눈물을 흘리셨다고 해요. 저는 그 이야기를 들으면서 '진심은 결국 통하지 않았나' 생각했습니다.

무엇보다 인상 깊었던 건, 그 어르신이 살아온 삶을 마지막까지 '정리된 철학'으로 마무리하셨다는 점입니다. 평생 공부한 한학 자료들을 모두 정리해서 가족들이 이해하기 쉽도록 깔끔하게 철해 만들어두셨고, 재산이나 유산 문제도 갈등 없이 정리해 두셨어요. 누구도 분쟁할 일이 없도록, 모든 것을 아주 투명하고 단정하게 정리하고 떠나신 겁니다.

● **"건강할 때 죽음을 준비하라"는 말이 있습니다. 아직 중년이라면 죽음이 멀게만 느껴질 수 있는데요. 중년 시기의 '죽음 인식'은 어떤 의미를 지닌다고 보시는지요?**

윤방부 "나는 어떤 죽음을 맞이하고 싶은가." "죽는다는 건 나에게 어떤 의미인가." 이런 질문을 스스로에게 던져보는 것이 필요합니다. 가장 중요한 건 철학적인 정리라고 생각해요. 죽음을 어떻게 받아들일 것인가에 대한 자기 기준이 있어야 합니다.

예를 들어 장례 방식만 해도 그래요. "나는 수목장을 원한다"라는 한 마디만 남겨도 가족들의 부담이 훨씬 덜하거든요. 요즘은 장례 문화도 다양해져 수목장, 자연장, 바다장 같은 선택지가 많아지면서 가족들이 고민하게 되는 경우도 많거든요.

죽음을 준비한다는 건 거창한 일이 아니에요. 오히려 작은 현실적인 문제부터 하나하나 정리해 두는 게 남겨질 이들에게는 큰 배려가 됩니다. 그리고 무엇보다 죽음을 생각해 보는 습관이 사람을 바꾸기도 해요. 칭찬하는 마음이 생기고, 겸손해지고, 관대해지거든요. 그래서 저는 호모헌드레드 세대에게 꼭 이야기하고 싶어요. 건강할 때 가끔 '나의 죽음'을 생각해 보라고요. 그 생각이 오히려 삶을 더 단단하고 부드럽게 만들어줍니다.

> 저는 죽음을 두려워하지 않아요. 마음이 평안한
> 사람은 죽음 앞에서도 초연할 수 있습니다.
> 결국 죽음은 내가 살아온 삶이 다른 사람의 삶 속으로
> 스며드는 순간입니다. 육체는 사라져도 내가 남긴
> 영향은 오래 남고, 그것이 누군가의 삶을 밝히는
> 빛이 된다면, 나는 여전히 살아 있는 거죠.
> 죽음 이후를 위한 가장 좋은 준비는,
> 지금 이 순간을 정성껏 사는 것이라고 믿습니다.

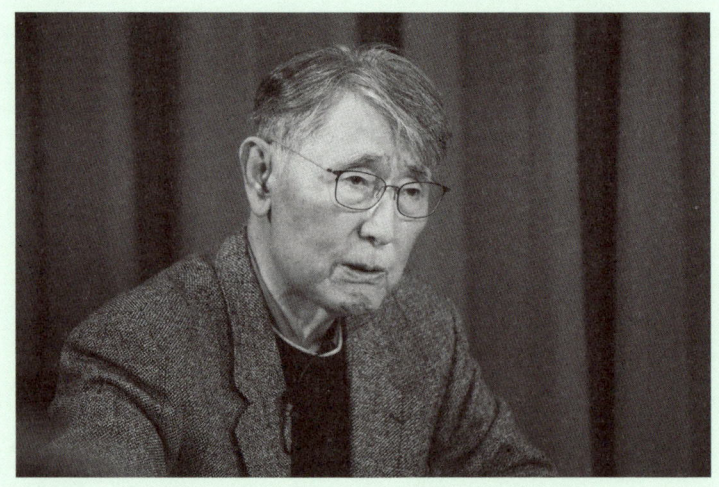

이시형 정말 공감되는 말씀입니다. 저는 "죽음을 준비하는 사람만이 오늘을 진짜 살아낼 수 있다"라고 생각해요. 죽음을 준비한다는 건 죽음을 앞당기자는 뜻이 아니라, 오히려 삶을 더 깊이 있게 살겠다는 다짐이거든요. 그리고 그 준비는 건강할 때 해야 합니다. 내 삶과 죽음에 대해 주도적으로 결정하고 정리할 수 있는 것은 건강할 때만 가능한 일이니까요.

제가 생각하는 실천 항목은 세 가지입니다. 첫째, 삶과 죽음에 대한 나만의 철학을 정립하는 일입니다. 나는 어떤 삶을 살아왔고, 어떤 죽음을 맞이하고 싶은지를 스스로에게 묻는 것이죠. 죽음을 의식할수록 삶은 더 명료해지고, 하루하루가 소중해집니다. 둘째, 가족과의 대화입니다. "사랑한다" "고맙다" "미안하다", 이런 말들을 미루지 않고 지금 자주 나눠야 합니다. 셋째, 내 삶의 흔적을 정리하고 의미를 남기는 일입니다. 저는 삶의 이야기, 깨달음, 가치관을 일기나 손 편지로 남기기를 권합니다.

윤방부 결국 죽음을 준비한다는 건 삶을 정돈하는 일이에요. 죽음은 막연히 두려운 것이 아니라, 언젠가 반드시 마주할 '현실'이거든요. 그 현실을 잘 정리해 두면, 오히려 지금의 삶이 훨씬 편안하고 단단해진다고 생각합니다.

이시형 맞습니다. 중년은 인생의 전반전을 마치고 후반전을 시작하는 시기잖아요. 이 시점에서 죽음을 어떻게 바라보느냐에 따라 삶의 방향이 달라집니다. 죽음을 삶의 일부로 받아들이고 담담하게 정리하는 자세가 진정한 웰다잉의 시작이라고 믿습니다. 그런 웰다잉이 결국 웰에이징의 기초가 되는 겁니다.

안락사하러 스위스 가겠다던 외과의사

● **연명치료에 대한 논란이 계속되고 있습니다. 의사로서, 또 인생의 많은 순간을 지켜본 원로로서 연명치료에 대해 어떻게 생각하시는지 듣고 싶습니다.**

윤방부 연명치료 문제를 두고 가족들끼리 다투는 경우가 참 많이 있어요. 그래서 저는 의사로서 환자 가족들을 모두 불러서 회의를 열게 합니다. 반드시 대표자를 한 명 정하게 하죠. 가족 간의 의견이 다 다르기 때문에, 대변인을 정해서 그 사람의 결정을 따르게 합니다. 대체로 조용히 병간호를 도맡은 자식은 말을 아끼고, 오히려 간병에는 참여하지 않는 사람이 목소리를 더 내는 경우가 많아요. 그래서 처음부터 공식적인 의사소통 채널을 만들지 않으면, 감정싸움으로 번지고 고인은 평안하게 떠나지 못하게 됩니다.

제가 보기에 연명치료에는 대개 두 가지 유형이 있어요. 하나는 "끝까지 최선을 다해주세요"라는 쪽, 이건 미국식입니다. 인공호흡기, 약, 기계 다 써보는 거죠. 다른 하나는 "여기서 치료를 끝냅시다"라는 쪽, 이건 유럽식이에요. 운명을 받아들이는 방식이죠. 저는 의사로서 가족과 충분히 상의해서 두 방향 중 하나를 분명히 정하도록 돕습니다. "모든 걸 다 해보자"든지 "이쯤에서 마무리하자"든지, 중요한 건 그 결정이 감정이 아니라 합리적으로 미리 이뤄져야 한다는 겁니다. 솔직히 말씀드리면요, 저 자신도 그 상황에 처했을 때 연명치료를 하지 말라고 단호히 말할 자신은 없습니다. 머리로는 "중단해야 한다"라고 생각하더라도, 막상 현실로 닥치면 사람 마음이 또 다르거든요. 그래서 저는 연명치료는 이성으로 판단하고, 감정으로 정리해야 하는 문제라고 생각합니다.

이시형 윤 박사님 말씀에 대체로 동의합니다. 유럽 사람들은 메멘토 모리(memento mori), 즉 "죽음을 기억하라"는 말을 자주 씁니다. 죽음을 준비하는 삶이 중요하다는 의미죠.

연명치료에 대해서는 환자에게 의식이 있을 때 물어보는 것이 가장 정확합니다. 살 가망이 명확히 없고, 환자 본인이 더 이상 연명치료를 원하지 않는다면 그 뜻을 존중하는 것이 옳다고 봅니다. 그게 가장 윤리적이기도 하고요. 다만 환자가 의식이 없는 상태에서, 가족들마저 혼란스럽고 갈팡질팡하는 경우에는 의사의 판단이 중요해집니다. 제 생각엔 의학적으로 회생 가능성이 없는 경우라면, 연명치료를 더 이상 이어가지 않는 것이 맞습니다.

물론 그 순간의 결정은 매우 무겁습니다. 의학적으로도 연명치료를 중단한다는 것은 살인의 범주로 비칠 수 있는 엄중한 문제이기 때문에 신중해야 하고, 환자의 뜻이 명확하지 않을 땐 가족 간의 충분한 대화가 반드시 있어야 합니다.

● **유럽 일부 국가에서는 안락사가 이미 합법화되어 있지만, 우리나라에서는 금지돼 있습니다. 생명에 대한 존엄성과 고통의 경계에서 많은 논의가 이어지고 있는데요. 두 분께서는 어떻게 생각하시는지 궁금합니다.**

<u>윤방부</u> 참 어려운 주제입니다. 예전에 세계 기독교 단체에서 발간하는 〈컨택〉이라는 잡지를 읽다가 인상적인 논쟁을 본 적이 있어요. 미국 컬럼비아대학교의 브라이언트 경제학 교수와 신학자인 젠킨스 목사가 안락사에 대해 대화를 나누더군요.

브라이언트 교수는 회복 가능성이 없는 환자에게 연명치료를 계속하는 건 비효율적일 뿐 아니라, 삶의 질도 없다고 주

장했습니다. 반면 젠킨스 목사는 "생명은 인간이 거둬들일 수 있는 게 아니다. 하나님만이 그 권한을 가지신다"라고 강조했습니다. 그리고 "당신은 너무 겸손하지 않다"라며 브라이언트 교수를 꾸짖던 장면이 아직도 기억납니다.

그 글을 읽고 제 마음도 복잡해졌어요. 의사로서 현실적으로는 브라이언트 교수의 입장에 가까워집니다. 하지만 신앙인으로서, 한 인간으로서 생각해 보면 결국 젠킨스 목사의 말이 옳은 것 같아요. 이 두 입장 사이에는 분명 간극이 크고, 쉽게 결론 낼 수 없는 문제라는 걸 다시 한번 느꼈습니다.

이시형 저도 같은 고민을 해본 적 있습니다. 제 오랜 친구 한 명이 암 말기였어요. 외과의사였고, 고통이 워낙 심하다 보니 스위스로 안락사를 받으러 가겠다고 저를 찾아왔습니다. "나는 이 통증을 견딜 재주가 없다"라고 말하더군요. 그 말을 듣고 저는 이렇게 대답했습니다. "네가 그런 판단을 내렸다면, 나는 반대하지 않겠다." 오랫동안 의료 현장에서 함께한 친구였기 때문에 그의 판단을 존중한 거죠.

그런데 결국 그 친구는 스위스로 가지 않았고, 한 달쯤 뒤에 세상을 떠났습니다. 왜 결정을 바꿨는지는 알 수 없어요. 안락사는 비용이 많이 들지만 경제적으로도 충분히 여유 있는 친구였거든요. 마지막 순간에 자기의 생각에 대해 어떤 의문이 들었는지도 모르겠습니다.

윤방부 결국 죽음은 숫자나 이론으로 설명되는 문제가 아니라고 생각합니다. 환자마다 가족마다 처한 상황이 다르고, 고통의 양상도 모두 달라요. 안락사에 찬성하느냐 반대하느냐보다 더 중요한 건, 그 결정이 진심에서 나왔는지 강요나 절망에서 나왔는지가 아닐까 싶습니다. 그래서 저는 제도적으로 허용하느냐 마느냐보다 환자와 가족, 그리고 의료진 사이의 '관계'와 '맥락'을 더 중요하게 봐야 한다고 생각해요.

이시형 제 아내도 몇 달 전에 위암으로 세상을 떠났습니다. 89세였는데, 마지막 한두 달은 병원과 집을 오가며 힘든 시간을 보냈어요. 결국엔 의식이 없는 상태로 누워 있었고, 3일간 체인 스토크 호흡(Cheyne-Stokes respiration), 그러니까 마지막 큰 숨을 쉬는 과정을 거치다 새벽 2시에 평온히 떠났습니다. 그날 아이들에게 말했죠. "엄마는 정말 잘 살았고, 너희들도 참 잘했다." 그 마지막 시간은 평화로웠습니다.

하지만 모두가 그런 평온한 이별을 맞는 건 아니잖아요. 겉으로는 평온해 보여도, 통증과 공포 속에서 마지막을 맞는 사람도 분명히 있습니다. 그래서 저는 '안락사'라는 단어를 쉽게 꺼내진 않지만, 환자가 의식이 또렷할 때, 고통이 극심하고 회복이 불가능한 상황에서 스스로 내린 결정이라면, 그건 존중받아야 한다고 생각합니다.

윤방부 그 말씀이 와닿습니다. 인간은 고통 속에서 존엄을 지키기 어렵습니다. 누워서 의식도 없이 인공호흡기에 매달려 있는 시간이 길어질수록, 본인도 가족도 지쳐갑니다. 하지만 안락사를 제도화한다는 건 또 다른 차원의 문제입니다. 사회적 합의와 윤리 기준, 종교적 관점까지 모두 복잡하게 얽혀 있기 때문이죠.
그래서 저는 안락사에 대해 찬반을 말하기보다, 우리가 어떤 죽음을 준비해야 하는지, 그리고 그 준비 속에 어떤 품위와 배려가 담겨야 하는지에 대해 이야기하는 것이 더 중요하다고 생각합니다.

이시형 결국 핵심은 '선택의 존중'이 아닐까 싶습니다. 강요 없이, 절망에서 벗어나 자율적으로 내린 결정이라면 말이죠. 그리고 그 선택이 가능하려면, 우리 사회가 '죽음에 대한 성숙한 대화'를 나눌 수 있어야 합니다. 안락사든 웰다잉이든, 중요한 것은 삶의 마지막을 어떻게 정리하고, 또 남겨진 이들과 어떤 존엄한 이별을 나눌 것인가입니다.

어떤 마지막 순간을 꿈꾸는가

● "삶을 잘 정리하기 위해 유언장을 미리 써보자"라는 캠페인도 펼쳐집니다. 유언장을 사전에 작성하는 것이 과연 어떤 의미가 있을까요?

윤방부 저는 사실 유언장을 미리 쓰는 것에 대해서는 좀 회의적인 편입니다. 굳이 꼭 써야 하나 싶기도 하고요. 물론 기독교인이기 때문에 그런 건 아닙니다, 인간이라는 게 그리 대단한 존재는 아니잖아요. 죽을 때 뭘 남긴다고 해봐야 그게 뭐 얼마나 대단하겠어요.
제 생각에는 유언장이라는 게 실질적으로는 쓸 데가 별로 없어요. 오히려 살아 있을 때 정리할 건 미리 정리하고, 전하고 싶은 건 직접 말로 전하면 되는 거 아닌가 싶어요. 죽음은

'하늘의 뜻'이잖아요. 다만 재산 분배처럼 구체적인 문제는 미리 정해두는 게 가족 간 화목을 지키는 데 분명 도움이 되죠. 그 정도면 의미가 있다고 봅니다.

이시형 윤 박사님 말씀도 이해는 갑니다. 그런데 저는 유언장을 직접 써본 사람으로서, 유언장을 쓰는 것이 굉장히 의미 있다고 생각합니다. 저는 70대에 처음으로 유언장을 썼어요. 일흔이 넘으니까 문득, "아, 나도 준비를 해야겠구나" 하는 생각이 들더라고요. 그때 쓴 유언장에는 재산의 일부를 사단법인 '드럼클럽'에 기부한다는 내용이나 장기기증을 하겠다는 내용도 담았습니다. 의대에서 해부용 시신을 구하기가 워낙 어렵다는 얘기를 들었거든요.

유언장은 한 번 쓰면 끝이라고 생각했는데, 아흔이 되어서 다시 유언장을 들여다보게 됐어요. 읽다 보니, 내가 뭘 기증하겠다고 해도 이제는 성한 장기가 별로 없다는 생각이 들더라고요.(웃음) 게다가 경제적인 여유도 70대 때만 못합니다. 아내가 떠나고 나니 오히려 생활비가 더 들어가더군요. 그래서 90대가 된 지금 유언장을 다시 써야 하나를 고민 중입니다.

● **죽음이라는 주제가 막연하게 느껴질 수도 있지만, 삶**

의 마무리를 준비한다는 점에서 중요하다는 생각도 듭니다. 두 분께서는 죽음과 관련해 개인적으로 준비하시는 게 있을까요?

윤방부   저는 사실 죽음에 대해서는 어느 정도 초월한 마음이에요. 60세 무렵에 심근경색 직전까지 간 적이 있잖아요. 그때 죽음을 아주 가까이서 봤죠. 이상하게도 그 경험 이후로는 죽음이 그다지 무섭게 느껴지지 않더라고요. 그렇다고 해서 죽음에 대해 자신 있어 하는 건 아닙니다. 다만 걱정은 안 해요. 저는 그냥 이렇게 생각합니다. "죽을 놈은 죽고, 살 놈은 산다." 운명과 하늘의 뜻이란 그런 거죠.

이시형   저는 제 형이 생각납니다. 형은 6·25 때 학도병 1기로 참전했어요. 포탄이 빗발치던 경기도 포천 일동고등학교 언덕과 백마고지 전투에서도 다치지 않고 살아남았죠. 그 형이 나중에 미국으로 이민을 갔는데, 한국에 왔을 때 제가 "형은 미국에 묻힐 거냐"라고 물었습니다. 그랬더니 한 번도 화를 내지 않던 형이 험악한 표정으로 말하더군요. "야 인마, 어떻게 지킨 조국인데! 내 유해는 화장해서 백마고지랑 일동고등학교 언덕, 그리고 고향 뒷동산에 나눠서 뿌려줘." 형은 한국에서 열릴 예정이던 포병의 날 기념식 참여를 몇 달 앞두고 미국에서 교통사고로 돌아가셨고, 우리는 그 유언대로 그대로 따랐어요. 저도 그때, 나도 형처럼 조용히 뿌려지면 좋겠다는 생각을 해봤습니다.

<u>윤방부</u>　저는 아직 제 장례 방식을 정하지 못했어요. 수목장이 끌리긴 하는데, 집사람이 "왜 나무 밑에 묻히려고 하느냐, 그건 치기야"라고 반대하더군요. 그렇지만 저는 솔직히 자연으로 돌아가는 방식이 마음에 들어요.
예전에 중국에 갔을 때 들은 이야기가 있는데, 모택동과 함께 중국 최고 지도자로 불리는 주은래 같은 사람도 화장해서 유골을 뿌렸다고 하더군요. 그게 유교적이고 전통적인 중국의 장묘 문화를 바꾸는 계기가 됐다고 들었습니다.

● 　먼 훗날의 일이겠지만, 언젠가 두 분의 장례식에 많은 이들이 모였을 때, 그분들이 어떤 사람으로 기억해 주길 바라시나요?

<u>윤방부</u>　저는 제자들이 많습니다. 언젠가 제 장례식에서 그 친구들이 이렇게 말해줬으면 좋겠어요. "우리 교수님, 참 최선을 다해 사신 분이었다." 완벽하진 않았고 부족한 점도 있었지만, 적어도 삶에 충실했고 사람을 대할 때 진심이었던 사람. 그런 평가면 충분합니다.

제가 잘 가르쳤다고는 생각하지 않아요. 다만 늘 진심이었어요. "열심히 사셨다", 그리고 가끔은 "본받을 만한 스승이었다", 그 한마디면 됩니다.

이시형 제 삶의 인생훈이 '사은(謝恩)'입니다. 은혜에 감사하며 살자는 의미죠. 돌아보면 의과대학에 들어가고, 미국 의사 시험에 붙고, 의사가 된 것… 그 모든 것이 제 뜻대로 된 게 아니라, 운과 세상의 도움 덕분이었어요. 그래서 저는 이렇게 기억되고 싶습니다. "운이 좋았고, 세상의 은혜에 감사하며 살려고 했던 사람." 그게 제 이름보다 더 소중한 인생의 결론입니다.

에필로그

인생도 건강도,
그럭저럭이 정답입니다

 우리는 지금 한 번도 가보지 않은 길을 걷고 있습니다. 바로 100세 시대의 길입니다. 과거에는 70세만 살아도 장수라고 했지만, 이제는 90세, 100세까지 사는 것이 특별하지 않은 시대가 되었습니다. 문제는 우리 80~90대가 그 어떤 준비도 없이 이 시대를 맞이했다는 점입니다. 누구도 이렇게 오래 살 줄 몰랐고, 어떻게 살아야 하는지도 배워본 적이 없습니다. 준비 역시 턱없이 부족했습니다. 그래서 100세 시대는 때로 축복이 아니라 오히려 불행처럼 느껴지기도 합니다.
 호모헌드레드 세대의 인생 2라운드를 위한 대담을 제안받았을 때, 조금도 망설이지 않았습니다. 준비 없이 맞은 장수 시대를 앞서 경험하고 있는 세대의 한 사람으로서, 100세 시대를 본격적으로 준비해야 하는 다음 세대에게 전하고 싶은 이야기가 참 많았기 때문입니다. 더구나 정신의학계의 거장이신 이시형 박사님과 함께한다면, 이 책이 호모헌드레드 세대에게 의미 있는 인생의 지도가 되어줄 것이라는 확신이 들었습니다.

호모헌드레드 세대는 지금부터 40~50년을 더 살아가야 합니다. 예전과 비교하면, 인생을 한 번 더 사는 셈이지요. 그래서 이 세대에게 중요한 것은 '어떻게 오래 사느냐'가 아니라 '어떻게 잘 살아가느냐'입니다. 즉, 인생 2라운드를 어떻게 준비하고 어떻게 지속 가능한 방식으로 살아갈지를 고민해야 합니다.

호모헌드레드는 두 가지를 동시에 요구받습니다. 하나는 젊을 때처럼 활기차게 살아야 한다는 것이고, 다른 하나는 젊을 때와는 '다른 방식으로' 활기차게 살아야 한다는 것입니다. 이 두 가지 요구는 줄곧 충돌합니다. 예전처럼 열심히 살아야 하지만, 삶의 방식과 태도를 달리하는 것이 쉽지 않기 때문입니다.

젊은 시절에는 성취와 경쟁, 속도와 효율이 중요했다면, 중년 이후에는 지속과 수용, 배려와 여유가 훨씬 더 중요해집니다. 바깥세상을 향해 질주하던 삶에서 벗어나, 내면을 살피고 나만의 보폭을 지키는 삶이 귀해지는 시기입니다. 젊을 때는 '무엇을 이루느냐'가 목표였다면, 중년 이후에는 '무엇이 의미가 있느냐'가 더 중요한 질문이 됩니다. 그리고 이 질문에 충실해지려면, 삶의 목표 자체가 달라져야 합니다.

저 역시 세브란스병원을 정년퇴직하기 전까지는 더 많이 얻고, 더 많이 이루는 데 열중했습니다. 하루 24시간이 모자랄 정도로 환자를 진료하고, 강연하고, 연구하며 바쁘게 살았습니다. 지금도 저는 여전히 현역입니다. 매일 아침 6시 57분, 서울역에서 출발하는 KTX를 타고 천안아산의 병원으로 출근합니다. 환자를 만나고, 병원 운영에 대해 조언하며 주 5일 풀타임으로 일합니다. 평생 현역이라는 말이 부끄럽지 않다고 자부할 만큼 분주하게 살고 있습니다.

운동도 꾸준히 합니다. 하루에 5~6km를 걷거나 뛰고, 근력운동도 매일 30분 이상 합니다. 주말엔 골프도 즐기는데, 드라이브 비거리는 조금 줄었지만 여전히 레귤러 티에서 180m는 나옵니다. 식욕도 왕성해서 고기를 잘 먹고, 햄버거나 콜라도 즐깁니다. 겉보기엔 예전과 크게 달라진 게 없어 보입니다. 그러나 삶의 내용은 확실히 달라졌습니다.

젊었을 땐 '능동적 성장'에 집중했다면, 지금은 '수동적 성장'을 더 소중히 여깁니다. 내가 직접 앞에 나서는 대신, 다른 누군가를 받쳐주는 역할에 가치를 둡니다. 저는 세브란스병원을 퇴임한 후 개원하지 않았습니다. 제자들과 경쟁하고 싶지 않았기 때문입니다. 그 대신 그들이 더 잘할 수 있도록 조언자로 남기를 택했습니다. 그렇다고 해서 성장이 멈춘 것은 아닙니다. 양적 성장은 확실히 둔화하고 있지만, 질적 성장은 계속된다는 것을 매일 느낍니다.

매주 지역 방송에 출연해 건강 프로그램을 생방송으로 진행합니다. 대본 없이 진행자의 질문을 받고 즉석에서 대답합니다. 그러려면 늘 공부해야 합니다. 뇌는 쓸수록 젊어진다고 하지요. 저는 하루 2~3시간 인터넷 검색을 하고, 책을 읽고, 손으로 글을 씁니다. 제자들의 이름은 물론 그 가족들까지 외우려고 노력합니다. 이런 노력과 관심은 뇌를 성장하게 합니다.

평생 현역에게 가장 중요한 것은 '일과 건강'입니다. 일이라고 해서 반드시 직장이 있어야 한다는 건 아닙니다. 동네 도서관에서 자원봉사를 하거나, 텃밭을 가꾸는 것도 훌륭한 일입니다. 무엇보다 중요한 건 몰입할 수 있는 일, 그리고 기꺼이 할 수 있는 일입니다. 기왕이면 보상이 따르는 일이 좋지만, 보상을 앞세우지 않는 것이 바람직합니다.

저는 사명감이라는 말을 좋아합니다. 거창한 의미가 아니라, 지금 내가 하고 있는 일을 소중히 여기는 마음입니다. 제가 만난 고급 공무원 출신 택시기사 한 분은 "손님과 대화하며 하루를 보내는 삶이 너무 만족스럽다"라고 말했습니다. 넉넉한 자산이 있음에도 병원 청소 일을 시작한 한 여성은 "지금이 인생에서 가장 행복한 시기"라고 말했습니다. 몸을 움직이니 당뇨와 빈혈도 좋아졌고, 무언가에 기여하고 있다는 기분이 삶의 동력이 된다고 했습니다. 이처럼 일은 삶의 리듬을 만들어주고, 자존감을 지켜줍니다.

건강도 물론 소중합니다. 그러나 무리하거나 지나치게 완벽히 하려는 태도는 바람직하지 않습니다. 조금 부족해도 괜찮습니다. 많은 분이 건강을 위해 특별한 음식을 찾고 기능성 보조제를 쌓아두지만, 진짜 건강은 거기에 있지 않습니다. 의학적으로도 중요한 것은 '무엇을 먹느냐'보다는 '어떻게 적절히, 균형 있게 먹느냐'이기 때문입니다.

스트레스 역시 누구에게나 찾아옵니다. 중요한 건, 그 스트레스를 어떻게 다루느냐입니다. 저는 운동을 하며 스트레스를 풀고, 노래를 흥얼거리며 흘려보냅니다. 때론 혼잣말로 제 마음을 다독이기도 합니다. 스트레스를 억지로 억누르기보다는 친구처럼 곁에 두고 조용히 타이르는 것입니다. 적당한 스트레스는 오히려 삶의 감각을 유지해 줍니다.

인간관계에서도 양보다 질이 중요합니다. 느슨하지만 따뜻한 관계가 더 오래갑니다. 저는 고등학교 친구들과의 관계를 통해 그 사실을 배웠습니다. 예전엔 바쁘다는 이유로 동창회에 나가지 않았는데, 어느 날 친구가 "너 잘났다고 안 나온다며 욕 많이 먹는다"라고 하더군요. 그 말에 뜨끔해서 다시 연락을 시작했고, 지금은 "네가 제일이다"라는 소리도 듣습니다. 사람 냄새 나는 관계를 이어가려면, 내가 먼저 다가가는 용기가 필요합니다.

그리고 우리가 가장 먼저 갖춰야 할 것은 삶에 대한 철학입니다. 철학이라고 해서 거창한 사상이 아닙니다. 나를 대하는 태도, 타인을 대하는 방식, 세상을 바라보는 시선입니다. 가진 것이 많아도 외로운 사람이 있고, 가진 것이 없어도 충만한 사람이 있습니다. 그 차이는 결국 어떤 철학을 품고 사느냐에 달려 있습니다.

저는 호모헌드레드 세대에게 '그럭저럭' 철학을 제안하고 싶습니다. 그럭저럭은 대충 사는 삶을 의미하지 않습니다. 포기의 언어가 아니라, 수용의 언어입니다. 채우기에만 급급했던 삶에 숨 쉴 여백을 주는 태도입니다. 완벽하지 않아도 괜찮다고, 스스로 등을 토닥이는 지혜입니다. 그럭저럭 건강을 챙기고, 그럭저럭 웃고, 그럭저럭 사람을 만나며, 그럭저럭 나이 들어가는 삶. 그 안에 우리가 애써 찾아 헤매던 진짜 행복이 있습니다.

윤방부 박사

평생 현역으로
건강하게 사는 법

초판 1쇄 발행 2025년 8월 25일

지은이　이시형, 윤방부

펴낸이　정경민
기획　김공필
책임편집　김소중
디자인　정윤경
마케팅　최영은
사진　김정선, 류빈

펴낸곳　꺔
출판등록　2024년 3월 27일(제2024-000030호)
주소　서울 용산구 새창로 221-19 (우편번호 04376)
전화　02-799-9124
팩스　02-799-9334
이메일　ourcye@seoulmedia.co.kr

ISBN 979-11-987421-3-1 (03510)

- **꺔**은 여성경제신문의 출판 브랜드입니다.
- 저자와 출판사의 허락 없이 내용의 전부 또는 일부를 인용하거나 발췌하는 것을 금합니다.
- 책값은 뒤표지에 있습니다.
- 잘못 만들어진 책은 구입한 곳에서 교환해 드립니다.